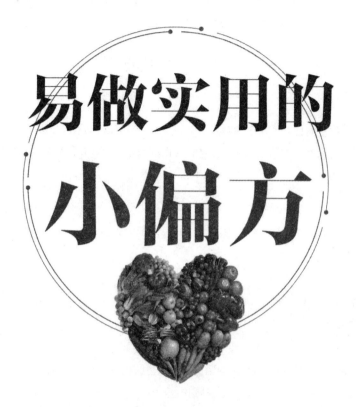

易做实用的
小偏方

食疗、外用速效小偏方大全

刘 红 主编

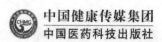

中国健康传媒集团
中国医药科技出版社

内容提要

本书重点介绍了那些易做实用、简单速效治疗日常小病的小偏方，从小病、常见病、意外伤害、皮肤疾病、五官疾病、男女保健、小儿疾病七个方面，根据具体疾病或症状对症介绍相应的食疗、药茶汤、外用小偏方，并详细说明小偏方的具体使用方法。本书语言通俗易懂，方法简单有效，一学即会，旨在帮助读者轻松应对生活中常发生的一些小病小痛。

图书在版编目（CIP）数据

易做实用的小偏方／刘红主编．—北京：中国医药科技出版社，2018.1

ISBN 978 - 7 - 5067 - 9508 - 1

Ⅰ.①易…　Ⅱ.①刘…　Ⅲ.①土方 - 汇编　Ⅳ.①R289.2

中国版本图书馆 CIP 数据核字（2017）第 195712 号

责任编辑　满　雪

美术编辑　杜　帅

版式设计　朱小秀

出版　**中国健康传媒集团｜中国医药科技出版社**

地址　北京市海淀区文慧园北路甲 22 号

邮编　100082

电话　发行:010 - 62227427　邮购:010 - 62236938

网址　www. cmstp. com

规格　$710 \times 1000 \text{mm}^1/_{16}$

印张　17

字数　257 千字

版次　2018 年 1 月第 1 版

印次　2019 年 3 月第 2 次印刷

印刷　香河县宏润印刷有限公司

经销　全国各地新华书店

书号　ISBN 978 - 7 - 5067 - 9508 - 1

定价　35.00 元

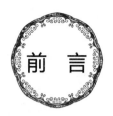

前　言

　　小偏方，是指对某些疾病有显著疗效的秘方、验方。这些治疗方法大多从古代流传下来，经过人们亲身验证，属于方便有效的治疗方法。偏方简单易行、实用方便，可以使我们在少花钱的情况下达到治疗疾病、滋补身体的功效。

　　基于此，本书分门别类，针对小病痛、意外伤害、常见病、皮肤疾病、眼耳口鼻疾病、男科妇科疾病、小儿疾病七种类型的常见病症，以病为纲，提供了上千种对症小偏方，分为食疗偏方、药茶汤偏方和外用偏方，并将具有代表性的小偏方设置为标题，内服外用，相辅相成，辨证施治，实用有效。

　　本书食疗偏方选材大多是药食俱佳品种，对身体没有损害。药茶汤偏方多选取日常常用药材，方便人们到药店选购。熏洗、敷贴、刮痧、足疗、按摩等外用偏方安全可靠，不仅能够辅助治疗疾病，还能调理身体，起到一方多效的作用。

　　由于每个人的体质有所不同，具体症状也有所差异，所以患病后最好还是及时去医院检查，在科学治疗的基础上搭配小偏方使用，效果更好。

本书小偏方简单实用、易学易做、经济有效，让你一看就会，巧用就灵，为自己祛病疗疾，为家人、朋友的健康保驾护航。可以说，本书是家庭自我保健的必备读物。

编 者

2017 年 5 月

目 录

1 第一章
常见止痛小偏方，小病小痛用得上

2 第二章
日常病症小偏方，应付突发情况不发慌

3 第三章

意外伤害小偏方，快速缓解外伤疼痛

4 第四章

皮肤疾病小偏方，不疼不痒有"面子"

5 第五章
眼耳口鼻小偏方，焕发你面容原有的光彩

6 第六章

男科妇科小偏方，家庭美满幸福的秘密

7 第七章

小儿疾病小偏方，宝宝健康妈妈更放心

<<<<<<

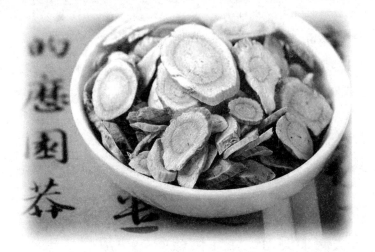

>>>>>>

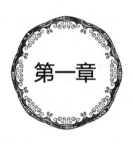

第一章

常见止痛小偏方，小病小痛用得上

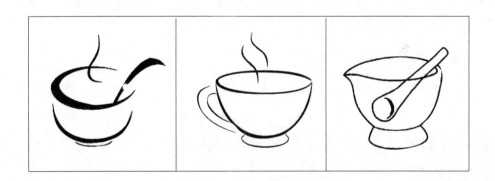

头痛　喝点艾草老姜饮

头痛是一种常见症状，可由许多疾病引起，分为外感和内伤两大类。外感头痛多因感受风、寒、湿、热等外邪，以风邪为主；内伤头痛与肝、脾、肾三脏失调有关。此外，外伤跌仆、久病入络、气滞血瘀、脉络瘀阻也可导致头痛。

食疗偏方

山楂冬瓜陈皮汤缓解一般头痛

山楂20克，冬瓜皮30克，陈皮15克。水煎取汁，调入少量白糖即成。每日1剂，连服7~10天。

杞菊绿豆汤治风热头痛

鲜枸杞子叶100克，菊花15克，绿豆30克，白糖适量。将绿豆淘洗干净，枸杞子叶洗净切碎；锅内加水适量，先放入绿豆煮沸20~30分钟，再入枸杞子叶、菊花，煎煮7~10分钟，滤渣取汁，调入白糖即可。每日1剂，连服2周。

猪肉杏仁豆腐汤缓解风热头痛

瘦猪肉200克，甜杏仁、粟米粒各50克，豆腐150克，银耳25克，火腿20克，精盐适量。将银耳用清水浸透，洗净撕成小片，粟米洗净，甜杏仁洗净、去皮，豆腐切片，火腿切小丁，瘦猪肉切小丁。锅内加水适量，烧沸后放入银耳、甜杏仁、粟米、火腿、猪肉，文火炖30分钟，加入豆腐，再煮 5 分钟，加盐调味即成。每日 1 剂，连服 2 周。

桑椹女贞子粥治血虚头痛

干桑椹 30 克，女贞子 20 克，粳米 100 克，冰糖少量。将桑椹、女贞子、粳米洗净，放入锅内，加水煮为稀粥，调入冰糖即成。每日 1 剂，连服 2 周。

苦胆绿豆治高血压头痛

新鲜的猪苦胆 2 个，每个苦胆里装绿豆 25 克，焙干，研成细末，每日早、晚温开水冲服，每次 10 克。3 日为 1 个疗程，一般 2 ~ 3 个疗程即可治愈。

枸杞子叶炒鸡蛋治偏头痛

鲜枸杞子叶 7 ~ 9 片，鸡蛋 1 个。枸杞子叶洗净切碎，打入鸡蛋，搅匀。锅内加 1 勺花生油，倒入鸡蛋液炒熟。每日早餐食用 1 剂，连续吃 1 个月。

龙眼煮鸡蛋治血虚头痛

龙眼肉 60 克，鸡蛋 2 个，白糖适量。将龙眼肉、鸡蛋洗净，放入锅内，加水同煮，鸡蛋熟后去壳再煮 30 分钟，调入白糖即成。每日 1 剂，连服 2 周。

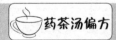

药茶汤偏方

艾草老姜饮治一般头痛

新鲜艾草整株约 1500 克，老姜 250 克。将艾草洗净切小段，老姜洗净切片。艾草、老姜一同放入锅中加水 15 碗，熬至 6 ~ 7 碗的量，晾凉后倒入瓶中，存放在冰箱中，随时代茶饮用。可随个人的喜好添加少许蜂蜜或冰糖。感冒、体弱者要喝温热的。

桑芷茶治头痛、鼻塞

冬桑叶 15 克，香白芷 9 克。将冬桑叶搓碎，与香白芷一起放入保温杯中，冲入沸水，焖 10 分钟，代茶频饮。每日 1 剂，连服 1～2 周。

桑菊豆豉茶治风热头痛

桑叶、甘菊花各 10 克，淡豆豉 15 克。将三者共同制成粗末，放入杯中，用沸水冲泡，代茶饮用。每日 1 剂，连服 1～2 周。

薄荷茶治偏头痛

干薄荷叶 15 克，放入茶杯内，开水冲泡 5 分钟即可饮用。每日早、晚各饮 1 次，可常饮。

龙眼枣仁饮治血虚头痛

龙眼肉、炒枣仁各 10 克，芡实 12 克。水煎服。每日 1 剂，连服 7～10 天。

龙眼壳大枣饮治气虚头痛

龙眼壳、大枣等量。水煎服。每日 1 剂，分 2 次服用，连服 7～10 天。

山楂荷菊饮治肝阳上亢头痛

山楂 30 克，荷叶 12 克，白菊花 10 克。水煎服。每日 1 剂，连服 7～10 天。

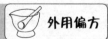 外用偏方

白萝卜汁滴鼻治偏头痛

新鲜白萝卜 500 克，绞烂取汁，加入冰糖，令溶即成。每日滴鼻 4～6 次，每次滴 4～8 滴，坚持滴至病愈。如左侧偏头痛则将萝卜汁滴入右侧鼻孔中，若右侧偏头痛则将萝卜汁滴入左侧鼻孔中。

酒精棉球塞耳道治紧张性头痛

患紧张性头疼久治无效者，可以将 2 个酒精棉球置于两侧耳道内，片刻后头脑会有清凉和清醒的舒服感觉，头痛症状会大大缓解，甚至消失。

姜汁麻油擦痛点治头痛

取姜汁和麻油等量混合，再加入少许蜂蜜调匀成膏状。头痛时取适量擦拭痛点，片刻即能有效缓解疼痛。

伤湿止痛膏镇头痛

偶有头痛脑热，可以将伤湿止痛膏剪成 2 厘米大小的正方形，贴于两侧太阳穴上，10 分钟后头痛即可缓解。

热水泡手缓解头痛

头痛发作时，将双手泡在热水里，水温以 50℃ ~65℃ 为宜，约半小时后，头痛会逐渐减轻甚至消失。

冰敷缓解头痛

往塑料袋中加入几块冰块，然后用橡皮筋将口系上，用毛巾裹起，敷在头痛处，能使扩张的血管收缩，逐渐缓解头痛症状。

中药泡脚治偏头痛

取川芎、牛膝、菊花各 15 克，白芷、苍术各 10 克，石膏 5 克。将各味药材煎汤后泡脚。每日 2 ~3 次，每次 20 分钟，坚持泡脚 1 ~2 周可见效。

牙痛　花椒白酒来缓解

牙痛是指牙齿因各种原因引起的疼痛，是口腔疾病中最常见的症状之一，龋齿、牙髓炎、根尖周围炎和牙本质过敏等病症，都可引发牙痛。遇冷、热、酸、甜等刺激时牙痛发作可能加重。中医学认为风火、风寒、胃热、虚火等皆可引起牙痛。

食疗偏方

南瓜根瘦肉汤治虚火上炎牙痛

南瓜根 500 克，瘦猪肉 250 克。瘦肉洗净切丝，与南瓜根一起煮汤，饮汤吃肉。每日 1 剂，连服 5～7 天。

垂杨柳树根炖瘦肉治风火、虚火牙痛

垂杨柳树根 30 克，瘦猪肉 100 克。将垂杨柳树根洗净切条，猪肉切小块，加适量清水文火炖熟，加盐调味，食肉喝汤。每日 1 剂，连服 3～5天。

咸鸭蛋煮韭菜治风火、风寒牙痛

咸鸭蛋 2 个，韭菜 100 克，盐 10 克。将咸鸭蛋、韭菜、盐共同加水煎煮服食。每日 1 剂，早上空腹服食，连服 5～7 天。

丝瓜姜汤缓解牙龈肿痛

丝瓜 500 克，鲜姜 100 克。将鲜丝瓜洗净切段，鲜姜洗净切片，加水

共同煎煮3个小时。每日1剂，分2次服食，连服7~10天。

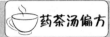 药茶汤偏方

车前草茶治顽固牙痛

车前草2株，冰糖2块。将车前草洗净切小段，与冰糖一同放入锅中，加适量水文火煎汤，候凉代茶饮。每日1剂，3次分服，每次1茶杯，7天为1个疗程。

冰糖饮治虚火上炎牙痛

冰糖200克，用2碗水煮溶至1碗即可。每日1剂，可代茶常饮。血糖高者慎用。

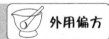 外用偏方

花椒白酒治蛀牙牙痛

干花椒5~10克，白酒50克。将花椒放入小不锈钢锅内，加纯净水没过花椒1~2厘米，武火煮开后再煮3~5分钟，晾温，加入白酒，待凉，过滤后将花椒酒倒入小玻璃瓶内贮存。蛀牙牙疼时，用棉花蘸花椒酒塞入患处咬住，约10分钟左右牙痛即可缓解。

咸茄子缓解一般牙痛

茄子去蒂，洗净，蒸熟，撕成小瓣，加适量盐拌匀，腌渍入味，取适量，用疼痛的牙齿紧紧咬住。2~3分钟后牙痛感会逐渐减轻。

食盐暂时止牙痛

牙痛时可将食盐塞到牙痛处，大约3~5分钟后吐掉口水，再漱口即可

暂时消除牙痛。

煨独头蒜缓解各种牙痛

独头蒜2~3头，去皮，放在火炉上煨熟，趁热切开熨牙痛处，蒜凉了再换，连续多次可有效缓解牙痛。

嚼绿茶预防蛀牙牙痛

取未经发酵处理的绿茶适量，放嘴里轻轻咀嚼。每日1次，每次咀嚼10分钟以上，可以有效预防蛀牙牙痛。

红茶水漱服治牙本质过敏牙痛

红茶50克，水煎后用茶叶水漱口，然后饮服，每日3~5次，不可中断，直到痊愈。本方是一次的量，再漱饮时需要用新的茶叶，不可重复煎水。

杨梅根熬水治智齿、龋齿牙痛

杨梅根1块，用刀削约50克木屑煮水，用2~3碗水熬至1碗水，过滤取药汁，待药汁稍凉后，含在口中。每日1剂，每次至少含5分钟，吐掉后再含，连含3次，坚持含至病愈。

伤湿止痛膏缓解牙龈肿痛

将伤湿止痛膏敷在与牙龈肿胀相近的脸上，15~30分钟后，局部胀感消失，疼痛感减轻。

口腔溃疡疼痛　西瓜翠衣饮效果好

　　口腔溃疡，俗称"口疮"，是一种常见的发生于口腔黏膜的溃疡性损伤病症。口腔溃疡发作时疼痛剧烈，局部灼痛明显，严重者还会影响进食、说话，给日常生活带来极大不便。同时，可并发口臭、慢性咽炎、便秘、头痛、头晕、恶心、乏力、烦躁、发热、淋巴结肿大等全身症状。

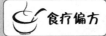

食疗偏方

西瓜汁治口腔溃疡

　　西瓜半个，将瓜瓤挤汁，含于口中，2～3分钟之后咽下，然后再含新的西瓜汁，如此重复，直到西瓜汁全部饮完。每日1剂，连饮1～2周。脾胃虚弱、素体寒凉者不可用此法。

草莓汁治实火型口腔溃疡

　　草莓250克，洗净，捣烂取汁，调入白糖饮服。每日1剂，可常服。也可生吃草莓。

绿豆蛋花汤治口腔溃疡

　　绿豆适量，鸡蛋1个。绿豆洗净，放入陶罐内，冷水浸泡20分钟后武火煮沸，持续煮沸5分钟关火。鸡蛋打散，舀热绿豆水冲开，趁热饮下。每日早、晚各饮1次。

冬瓜豆腐枇杷叶汤治虚火型口腔溃疡

　　冬瓜、豆腐各100克，枇杷叶10克，精盐、味精各适量。将冬瓜、豆腐洗净，切成小块，枇杷叶用纱布包好，共同放入锅内，加水煮沸 10 分钟，拣出枇杷叶袋，调入精盐、味精即成。每日 1 剂，吃冬瓜、豆腐，喝汤，连吃 10～15 天。

桑椹山药绿豆粥治虚火型口腔溃疡

山药、粳米各 50 克，绿豆 30 克，桑椹 20 克，沙参 15 克，白糖适量。将沙参用纱布包好，与山药、桑椹、绿豆、粳米共同放入锅内，加水煮粥，粥熟后拣出沙参药袋，调入白糖即成。每日 1 剂，连服 15 天。

生食青椒治口腔溃疡

挑选个大、肉厚、色泽深绿的青椒，洗净，蘸酱或凉拌食用。每餐 2～3 个，连食 3 天以上，可有效治疗口腔溃疡。

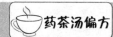

西瓜翠衣饮治口腔溃疡

西瓜 1 个，赤芍 10 克，炒栀子 5 克，黄连、甘草各 1.5 克。将西瓜切开，去掉瓜瓤，取其皮，洗净切碎，同赤芍、炒栀子、黄连、甘草一同水煎。每日 1 剂，分 2 次服完，连服 7～10 天。

核桃壳饮治口腔溃疡

核桃 8～10 个，砸开后只取核桃壳，用水煮开 20 分钟，代茶饮，一般连续服用 3 天即可治愈。

荸荠水治口腔溃疡

大个荸荠 20 个，洗净、削皮之后放到干净的搪瓷锅内捣碎，加适量冰糖和水煮熟服用。每晚睡前饮用，冷热均可，一般连服 7～10 天可见效。食用熟荸荠对治疗便秘也有疗效。

荸荠雪梨汁治虚火型口腔溃疡

荸荠 100 克，雪梨 2 个。将荸荠洗净去皮，雪梨洗净，去皮、核，共捣烂取汁饮服。每日 1 剂，分 2 次服，连服 3 天。

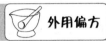

外用偏方

白萝卜汁治口腔溃疡、糜烂

白萝卜适量，洗净切碎，捣烂成汁，取汁漱口。每日 3～5 次，每次 5 分钟以上，连续漱口至病愈。

石榴汁治口腔溃疡、口腔炎

鲜石榴 2 个，剥开取籽，捣碎，加开水浸泡至水凉，去渣取汁漱口。每日 3～5 次，每次 5 分钟以上，连续漱口至病愈。

隔夜茶水治口腔溃疡

每日早晨用隔夜茶水漱口，坚持数日，可根治口腔溃疡。

六味地黄丸治口腔溃疡

六味地黄丸切一小块，敷患处，闭紧嘴约 10 分钟，连续敷 2～3 次，口腔溃疡即愈。

维生素 E 治口腔溃疡

维生素 E 胶囊刺一小洞，挤出维生素 E 油涂抹患处，每日涂 4～5 次，一般 2～4 天创面即可愈合。

柿饼霜治实火型口腔溃疡

柿饼霜适量，涂敷于患处。每日 3 次，连用 2～3 日。

喉咙痛 萝卜橄榄煎汤代茶饮

喉咙痛是一种很常见的病症，多发于一年中的寒冷季节，感冒、扁桃体炎、鼻窦炎、百日咳、咽喉炎以及病毒感染和心肌梗死等均可引起喉咙痛。

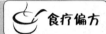

银耳沙参鸡蛋汤治肺燥喉咙痛

银耳、北沙参各10克，鸡蛋1个。银耳、北沙参水煎，去渣留汁，在药液中打入鸡蛋，待蛋熟后加入适量冰糖令溶，吃蛋饮汤。每日1剂，连服7～10天。

花生汤缓解慢性咽炎喉咙痛

生花生米100克，去衣，加水适量煮汤服食。每日1剂，连服7～10天。

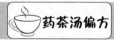

萝卜橄榄饮治各种喉咙痛

白萝卜300克，青橄榄10个，加水煎汤，代茶饮。每日1剂，随意饮服。

大葱水治感冒喉咙痛

大葱洗净切碎，加适量热开水冲饮。每日1剂，连服3～5天。添加柠檬汁、蜂蜜服用，效果更佳。

土牛膝饮治各种喉咙痛

土牛膝约300克，洗净，以10碗水熬成4碗。每日1剂，代茶饮。轻者2天，重者4天即可痊愈。

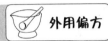

外用偏方

茶水加盐治感冒喉咙痒痛

感冒喉咙痒痛时，可以用加了盐的茶水漱口。每日5~6次，至病愈。

生姜泥治感冒喉咙痛

取生姜1块，洗净，擦干水分，剁烂，用纱布将姜泥连汁一起包起来贴在喉咙处，并用胶布固定。一般贴3~4小时即可见效，严重者可贴10小时。

肩痛 热醋外敷止疼痛

肩关节及其周围的肌肉筋骨疼痛称为肩痛。肩后部疼痛连及胛背的，称为肩背痛；肩痛而影响上臂甚至肘手部的，称为肩臂痛。但因其均以肩痛为主要临床表现，其他部位的疼痛也是由于肩痛而引起，所以，我们统称为肩痛。肩痛往往会导致不同程度的上肢功能活动障碍，有的较轻，只是疼痛；有的则较重，以至于上肢不能抬举。

香蕉萝卜蛋醋汁治顽固性肩背痛

香蕉 1 根，胡萝卜 150 克，苹果 200 克，鸡蛋 1 个，牛奶 100 毫升，食醋、蜂蜜各适量。香蕉、胡萝卜和苹果洗净，切成碎片，加入蛋黄、牛奶、食醋，用果汁机绞成汁，加蜂蜜调服。每日 1 剂，连服 7～10 天。

当归胡椒瘦肉汤治肩背痛

猪瘦肉 60 克，胡椒 12 克，当归 20 克。猪瘦肉洗净切丝，与胡椒、当归一同放入锅中，加适量水，武火煮 20 分钟左右，再转文火煮 10 分钟即可，饮汤吃肉。每日 1 剂，连服 7～10 天。

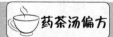

当归防风汤治肩背痛

当归、防风、桔梗、升麻、杜仲、熟地黄、白芷、苍术、秦艽、独活各 6 克，川红花、桃仁、羌活各 3 克，川七 9 克。将以上药材用 4 碗水、半碗米酒浸泡 2 小时，以中火煮开 3 分钟后倒出药汁，药渣再以 5 碗水加 150 克猪尾骨以文火煮半小时，熬至 1 碗药汁；将前后所熬的药液混合在一起，分 4 次喝完。每日 1 剂，连服 6 天。

山楂玫瑰花茶治肩背痛

山楂 50 克，枸杞子 20 克，玫瑰花、茉莉花各 10 克。将山楂、枸杞子煎汤取汁，倒入装有玫瑰花和茉莉花的锅里，稍煮一下即可，趁热代茶饮用。每日 1 剂，可常服。

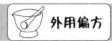

外用偏方

热醋外敷缓解肩背疼痛

食醋适量，加热，然后以纱布蘸热醋敷患处。每日 1 次，每次 10 分钟以上，连敷 1 周。此方对缓解肩周炎疼痛也有效果。

葱白泡醋外敷治肩臂痛

葱白 50 克，加食醋适量，捣烂，外敷于患处。每天换药 1 次，连敷 3~5 天。此方还可治疗肩周炎。

葵花盘膏治肩周炎疼痛

向日葵盘 1 个，洗净切碎，放入砂锅内，加水武火煎 1 小时，去渣，再以文火熬炼成膏，晾凉之后，贮瓶备用。每次取适量涂于肩部疼痛处，每日 1 次，至病愈。

腰腿痛 海盐花椒水外擦能止痛

腰腿痛是以腰部和腿部疼痛为主要症状的伤科病症，主要是由椎间盘突出、骨质增生、骨质疏松、腰肌劳损、肿瘤、先天发育异常等诱发。25~50岁长期从事体力劳动者或长期久坐人群为多发人群。中医学认为，该病与肾虚、风邪入侵有密切关系。

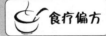
食疗偏方

猪尾巴治腰痛

猪尾巴1~2根，党参、当归、枸杞子各15克。将猪尾巴用沸水煮10分钟，洗去表皮脏物。再把上述3味药材和猪尾巴一起放入锅内加适量水煎煮，煮熟后去药渣，吃猪尾巴肉饮汤。每日1剂，一般服用5~10剂，腰痛可以治愈。

杜仲狗脊排骨汤治腰酸背痛

杜仲、续断、巴戟天各9克，狗脊6克，加水6碗，再加入2块排骨，用中火熬煮成3碗。三餐饭前各服1碗，药渣再以2碗水煮成1碗，睡前2小时服。每日1剂，连服5~7天。高血压、心脏病、糖尿病患者使用此方需遵医嘱。

三七粉煎蛋治摔伤腰痛

三七15克，碾成粉末，每天早上煎1个荷包蛋，撒上三七粉，勿撒盐，煎熟食用。每日1次，7日为1个疗程。

鸡蛋胡椒蒸肉治腰肌劳损

新鲜鸡蛋 3～5 个，白胡椒用量按患者每周岁 1 粒计算，最多不超过 50 粒，五花肉 100 克，盐适量。鸡蛋打散，加入白胡椒、五花肉、食盐，文火清蒸。每日 1 剂，晚饭时服食，一般连续服食 3～5 天，可有效缓解腰肌劳损带来的疼痛感。

干姜萝卜籽治老年性腿痛

干姜片、萝卜籽各 250 克。将萝卜籽洗净、晾干；干姜洗净、切片、晾干，放入锅中炒黄。将炒干姜与萝卜籽共研成细末，开水冲服。每日 3 次，每次一茶匙，饭前、饭后服用均可，2 周为 1 个疗程。

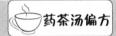

茶醋方治腰腿疼痛

茶叶、食醋各适量。先将茶叶煎汁 500 毫升，然后加入食醋 200 毫升，再煎片刻，晾凉后饮用。每日 1 剂，分 2 次服用，连服 7～10 天。

苹果醋蜜解腰痛

苹果醋与蜂蜜以 3∶5 的比例混合，搅拌均匀使蜂蜜溶解，放入瓶中保存在冷冻室内。喝时倒出 2 勺，加凉开水冲调。每日 1 次，浴后饮服，连服 7～10 天。

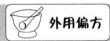

海盐花椒治腰痛

海盐、艾叶各 50 克，花椒 25 克，蜂房 7 个，白蛇皮 1 条，加水 5 大碗熬成 2 大碗，趁热用纱布蘸取擦腰部疼痛处，擦后注意防风。每日擦 1 次，最好在晚上临睡前进行，擦后直接休息。此 1 剂药可重复煎 3~5 次。使用 1 周可见效。

桑柳枝水熏洗治风寒腰腿疼

取桑枝、柳枝各一把，加水煮 30 分钟，熏洗患处。每日 1 次，每次 20 分钟以上，连用 1~2 周。

腐竹炒盐治腰腿痛

腐竹 100 克，食盐 200 克，生姜适量。将腐竹切成寸许长的小段，加温开水泡软、洗净，放进铁锅中加入食盐和生姜翻炒，直至腐竹中的水分蒸干为止。然后迅速盛入自制的棉布口袋中，扎紧口外敷患处。每日 1 次，至药凉为止，弃之，次日取新药重制，10 天为 1 个疗程。本方治疗产后腰腿痛尤为有效。

热水袋热敷治腰痛

用热水袋热敷贴患处。刚开始热水袋热度高时，可隔两层衣服敷，随着热度逐渐降低可减少衣服直至直接接触患部，缓慢推移来回碾压疼痛部位。每日 1 次，每次半小时。长期坚持使用可收到热敷与按摩的双重功效。

麦麸加醋治老年腰腿痛

麦麸 3 斤，加入 1 斤陈醋，一起拌匀，炒热至水分收干。取 1 剂的量 30 克趁热装入布袋中，扎紧袋口立即热敷患处，凉后再炒热重敷。每 3 小时敷 1 次，每次敷 30 分钟，每日 1 剂，至 3 斤麦麸用完为 1 个疗程。

胃痛　沙参山药汁治慢性胃炎胃痛

胃病是现代人多发的一种疾病，胃部疼痛给人带来难以忍受的折磨，极大地影响着人们的生活质量。而胃病中，发病率最高的当属慢性胃炎，大部分慢性胃炎患者无症状或症状比较轻微，有不同程度的消化不良、进食后上腹不适等表现，部分患者可有上腹隐痛的症状。本病多与饮食有关，空腹时比较舒服，进食后会感到不适，常因进食冷、硬或辛辣刺激食物而诱发疼痛，也可因寒冷或情绪不佳而加重症状。

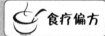

食疗偏方

胡萝卜炒陈皮瘦肉治慢性胃炎

陈皮 10 克，胡萝卜 200 克，瘦猪肉 100 克，黄酒、食盐适量，香葱少许。将陈皮洗净，泡发切丝；胡萝卜洗净切丝；瘦猪肉切丝，加适量盐、黄酒拌匀；香葱切末。热锅倒油，下胡萝卜丝煸炒至熟后出锅；热油，倒入肉丝、陈皮煸炒 3 分钟，加入胡萝卜丝，加少许盐、黄酒同炒至干，加少量水焖烧 3 ~ 5 分钟，撒入香葱末即可。可常随餐食用。

猪肚红枣汤助消化、解胃痛

猪肚 1 只，猴头菇 100 克，莲肉 30 克，红枣 10 个，黄酒、酱油、糖适量。将猪肚洗净，放在高压锅里煮 10 分钟，捞起后用清水洗去浮沫，切成条状；猴头菇用温水泡发，洗净；莲子去皮、心，洗净；红枣去核，洗净。将四物放入砂锅，加黄酒、酱油、糖，烧开，加水，用文火炖至猪肚酥烂即可。每日 1 剂，连服 10～15 天。

白酒白糖鸡蛋羹治慢性胃炎

绵白糖 50 克，白酒 40 克，鸡蛋 2 个。鸡蛋去蛋黄，留蛋清置于碗中，加入绵白糖、白酒，搅拌均匀；倒入铁锅，文火烘焙至水分完全蒸发、蛋羹呈现杏黄色即可。每日 1 剂，午饭前 1 小时服完，连服 3～5 天。

玫瑰花黑枣蒸治胃痛

鲜玫瑰花 15 克，黑枣 10 个，蜂蜜 60 克。将玫瑰花洗净、撕成碎片，黑枣洗净后去核。将二者共置碗中，加入蜂蜜拌匀，放锅内隔水文火蒸 60 分钟即可。每日 1 剂，分 2 次食用，一般 3～5 次为 1 疗程，可见疗效。

香油炸生姜片治胃痛

将鲜姜洗净，切成薄片，带汁放在绵白糖里滚一下，放入烧至六七成热的香油锅内，待姜片颜色变深，轻翻后再稍炸一下，即可出锅。每日 2～3 次，每次 2 片，饭前趁热吃，一般 10 天左右见效。

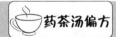

沙参山药汁治慢性胃炎疼痛

北沙参、怀山药各 30 克，将北沙参、怀山药分别洗净切碎，一同入锅，加适量水，先浸泡 2 小时，再煎煮 40 分钟，取汁；药渣加适量水再煎煮 30 分钟，去渣取汁，合并两次煮出的药汁。每日 1 剂，分早、晚 2 次温服，连服 7～10 天。

山楂香附水缓解慢性胃炎

取焦山楂 15 克，延胡索 9 克，香附子 12 克。水煎服。每日 1 剂，分 2 次服用，连服 7～10 天。

乌梅生姜治腹痛及胃痛

乌梅 2 个，生姜适量，酱油 20 毫升，砂糖少许。将生姜捣烂取汁，乌梅置于碗内，放入生姜汁、酱油、砂糖，冲入开水，趁热饮用，可马上止痛。

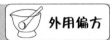

外用偏方

伤湿止痛膏治胃痛

将伤湿止痛膏贴在剑突下方上腹部偏左处，治胃脘疼痛效果良好，一般贴 20 分钟左右即可缓解疼痛。

艾叶敷肚脐治胃寒胃痛

艾叶、白酒各适量。将艾叶揉碎，加白酒炒热，敷于肚脐处，用纱布包裹，并用胶布固定住。每天换药 1 次，直至疼痛缓解为止。在包裹处用暖水袋热敷效果更佳。

仙人掌敷肚脐治热性胃痛

仙人掌适量，去刺捣烂，敷于肚脐处，用纱布包裹，胶布固定。每天换药 1 次，直至疼痛缓解为止。

腹痛　热盐外敷治腹寒痛

腹痛是一种常见的病症，指由于各种原因引起的腹腔内外脏器官的病变而表现为腹部的疼痛。腹痛可分为急性与慢性两种。急性腹痛的特点是发病突然、发展迅速，大部分患者需要紧急治疗，所以被称为"急腹症"；慢性腹痛病程较长，可继发于急性腹痛之后，定位比较准确。

食疗偏方

黄芪糖粥治脾胃气虚腹痛

黄芪 10 克，粳米 50 克，麦芽糖 15 克。黄芪煎汤取汁，与粳米一同煮粥，至粥熟调入麦芽糖即可。每日 1 剂，分早、晚温热食用，连服 7 ~ 10 天。

良姜粥治脾胃虚寒腹痛

高良姜粉 5 克，粳米 50 克，红枣 5 个，白糖适量。粳米、红枣洗净，一同放入砂锅内，加水 500 毫升煮粥，至粥将成时放入高良姜粉，调入白糖，再煮片刻即成。每日 1 剂，分早、晚温热食用，5 天为 1 个疗程。

花椒炒鸡蛋治虚寒腹痛

花椒 10 克，鸡蛋 1 个。花椒研细末，锅中热油，放入花椒粉略炒片刻，打入鸡蛋炒熟食用。每日 2 剂，随餐食用，一般连服 2 日可止腹痛。

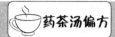

茴香红糖水治气滞腹痛

小茴香10克，红糖适量。小茴香洗净，水煎取汁，加红糖代茶饮。每日1剂，连服5~7天。

丁香肉桂红糖煎治虚寒腹痛

丁香10克，肉桂1克，红糖适量。丁香、肉桂水煎取汁，加红糖调服。每日1剂，分3次服用，连服5~7天。

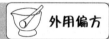

热盐敷治腹寒、腹痛

腹部受寒疼痛时，可把粗盐炒热，放在布袋里，置于腹部。每日1次，每次敷20分钟以上，连敷7~10天。

胡椒粉治腹寒、腹痛、腹泻

取黑胡椒粉或白胡椒粉适量，放在肚脐凹处，在肚脐上贴块稍大点的胶布封住即可。轻者只放1次就可有效止痛；重者每天换药1次，连用3~5天见效。肠炎、痢疾患者不可用此法。

风油精治饮食不当腹痛、腹胀

因饮食不当出现腹痛腹胀时，可将风油精滴在肚脐内，再用伤湿止痛膏或普通胶布覆盖，可祛寒止痛，片刻见效。

乳房胀痛 玫瑰花、金橘缓症状

很多女性有乳房胀痛的经历，导致乳房胀痛的原因有生理性的，也有病理性的。常见的生理性乳房胀痛有青春期乳房胀痛、经期乳房胀痛、孕期乳房胀痛、产后乳房胀痛、人工流产后乳房胀痛。病理性乳房胀痛的疾病有乳腺增生、乳腺炎、乳腺癌。这里我们主要介绍治疗生理性乳房胀痛的偏方，对于疾病导致的乳房胀痛放在后面的相关疾病中详细介绍。

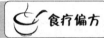

食疗偏方

金针粉丝排骨汤治经期乳房胀痛

金针菇 100 克，排骨 200 克，粉丝 50 克，葱、盐适量。金针菇去硬蒂，洗净浸软；粉丝洗净浸软，切成 4 寸长小段；葱洗净切小段。烧热锅，加入开水适量，放入排骨煮 30 分钟后加入金针菇再煮 5 分钟，加入粉丝煮 2 分钟，下葱段、盐调味，经期随意食用。

怀山萝卜汤治经期乳房胀痛

鲜怀山药、鲜白萝卜各 100 克，柴胡 12 克，红枣 10 个。怀山药、白萝卜洗净去皮，切块；柴胡放入布袋做成药包，同怀山药、白萝卜块、红枣共同煮至怀山药、萝卜熟酥，拣出柴胡药包后连汤食用。经期每日 1 剂，分 2 次食用，至经期结束。

陈皮茯苓糕治经期乳房胀痛

陈皮 10 克，茯苓粉 20 克，糯米粉 300 克，白糖、红糖各 100 克。将洗净的陈皮切碎与茯苓粉、糯米粉、红糖、白糖同放入盆中，加清水适量，搅拌均匀，倒入浅方盘中，用武火隔水蒸熟，冷却后切成小块当点心食用。经期随餐或随意服食均可。

芋艿桂花羹治经期乳房胀痛

芋艿 100 克，青皮 6 克，桂花 2 克，玫瑰 3 克，红糖 30 克，同煮成甜羹，经期随意食用。

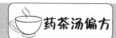

玫瑰金橘饮治经期乳房胀痛

玫瑰花 6 克，金橘饼半块。将新鲜玫瑰花瓣洗净控干，与切碎的金橘饼同放入有盖的杯中，用刚煮沸的开水冲泡，盖紧杯盖，焖 15 分钟即可。代茶频饮，一般可冲泡 3 ~ 5 次，玫瑰花瓣、金橘饼也可一并嚼服。隔日泡服 1 剂，经前连服 7 天。

山楂当归方治流产后乳房不适

山楂、当归、郁金、柴胡各 15 克，川芎、路路通、丝瓜络各 10 克，甘草 5 克。水煎服。每日 1 剂，连服 7 ~ 10 天。可疏通乳房经络，改善乳房血液循环，有效预防流产后出现的各种乳腺疾病。

二枣山楂汤治经期乳房胀痛

山楂 15 克，红枣 30 克，酸枣仁 20 克。加水 3 碗共煎汤，熬至 1 碗。每日 1 剂，分早、晚 2 次服用，服至经期结束。

热敷缓解乳房胀痛

可用热敷袋、热水瓶热敷痛处，或洗热水澡等方式缓解乳房痛，一般热敷 20 分钟左右可见效。如果采用冷、热敷交替法，消除乳房胀痛效果会更好。

穴位按摩治经期乳房胀痛

取膺窗穴（胸部第 3 肋间隙，距前正中线 4 寸处）、乳根穴（乳头直下，乳房根部第 5 肋间隙，距前正中线 4 寸处）、膻中穴（前正中线上，两乳头连线的中点），以拇指或食指指腹按压各穴位约 5 秒后松开，连续按 10 次为一回。每天可做 6 回，空闲时间即可做，以洗澡时或洗澡后按摩效果最佳。

乳房按摩缓解乳房胀痛

（1）左手托右乳，右手的四指从乳房外上、外下缘向乳头方向抹推 3 遍；右手托右乳，左手的四指从乳房内上、内下缘向乳头方向推抹 3 遍。右手托左乳，左手的四指从乳房外上、外下缘向乳头方向推抹 3 遍；左手托左乳，右手四指从乳房内上、内下缘向乳头方向抹推 3 遍。每日 1 次，长期坚持可疏通肝经，改善乳房血液循环，缓解胀痛。

（2）每天洗澡后，做健胸操 10 分钟：将腋下两旁肉轻轻推向胸前，将小腹的赘肉用力向胸部上推，顺着乳房四周由内而外打圈按摩，最后由下往上按摩至颈部。一般坚持 1 个月就会有效果。

小便刺痛　绿豆砂糖粥清凉又止痛

小便刺痛是指排尿时感到尿道、膀胱和会阴部疼痛。小便刺痛的疼痛程度有轻有重，常有烧灼感，轻者如针刺，重者如刀割。小便刺痛常见于尿路感染、尿道炎、尿路结石、前列腺炎、前列腺增生、精囊炎、膀胱炎、膀胱结核、肾盂肾炎等疾病。

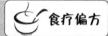

食疗偏方

绿豆砂糖粥治小便赤热、疼痛

绿豆 60 克，砂糖 50 克，大米 100 克，鲜藕 120 克，姜丝、精盐、味精、香油、米醋各适量。鲜藕洗净、去皮、切丝，放入碗内，加姜丝、精盐、味精、香油、米醋拌匀；绿豆、大米洗净煮粥；粥将熟时，加入砂糖调味，再煮二三沸即成。食粥佐以凉拌鲜藕丝。每日 1 剂，分 2 次服用，连服 5~7 天。

车前草甘蔗粥治膀胱湿热小便短赤作痛

鲜车前草、绿豆各 30 克，甘蔗 500 克，大米 100 克。将甘蔗洗净、切碎、捣烂，榨汁；鲜车前草洗净、切碎，用干净纱布包好；绿豆、大米洗净煮粥，上几味煮至五成熟时放入车前草袋，再煮至粥熟，拣出车前草袋，调入甘蔗汁即成。每日 1 剂，分 2 次服用，连服 5~7 天。

白茅根赤豆粥治尿路感染

鲜白茅根 60～90 克，赤小豆 150 克，粳米 120 克。将白茅根洗净，加水煎沸 20 分钟，去渣留汁，加入洗净的赤小豆、粳米煮为稀粥食用。每日 1 剂，分 2～3 次吃完，连服 10～15 天。

冬瓜豆豉粥治夏感湿邪所致的尿路感染

带皮冬瓜 500 克，淡豆豉 50 克，粳米 100 克，白糖适量。将冬瓜洗净、切成小块，粳米淘洗干净。锅内加水适量，放入粳米、豆豉煮粥，待煮至五成熟时加入冬瓜块，再煮至粥熟，调入白糖即成。每日 1 剂，连服 7～10 天。

葱白牛奶粥治尿道炎

大米 50 克，葱白 25 克，牛奶 250 毫升，食盐适量。大米淘净，加水 500 克熬粥；葱白洗净，切小段。待粥熬好之后将葱白和牛奶倒入锅中，再煮片刻，加食盐少许服食。每日 1 剂，连服 10～15 天。

黄花菜汤治尿路感染

黄花菜 60 克，白糖 50 克。将黄花菜用温水泡发，洗净、切碎，放入锅内，加水煮沸 15 分钟，调入白糖即成。每日 1 剂，连服 3～5 天。

丝瓜汤治尿路感染

嫩丝瓜 200 克，用砂锅煮水，煮熟之后加入适量白糖调味，吃丝瓜喝汤。每日 1 剂，连服 1 周，尿路感染即可减轻或消失；症状比较严重的，可以再多服几日。

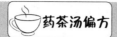 **药茶汤偏方**

车前草冷饮治小便灼热

新鲜车前草 100 克，洗净后以 6 碗水煮成 3～4 碗，为 1 天的饮用量。可加冰糖、红糖或蜂蜜调味，加入冷藏室冰镇。代茶频饮，连服 1 周。

绿豆芽白糖水治尿路感染

绿豆芽 500 克，白糖 50 克。绿豆芽洗净，以干净纱布压挤取汁，加白糖煮至溶化。每日 1 剂，代茶饮，连服 5～7 天。

玉米须茵陈汤治尿路感染

干净的干玉米须 1 把，茵陈 10 克，加 2 碗水共煮，武火煮开后，文火再煮 10 分钟。每日 1 剂，分 2 次服用，连续服用 15 天左右可见效。

红糖稻草汤治尿道炎

干稻草约 250 克，红糖 200 克。将干稻草切成 2 寸长的段，洗净后加入红糖，用 6 碗水煮成 3 碗。每日三餐前喝下 1 碗，连吃 3 天即可见效。

附子麻黄汤治急性尿道炎

制附子、麻黄、防风、甘草各 10 克，桂枝 9 克，白芥子、木瓜、独活、桃仁、香附、牛膝各 15 克，威灵仙、川芎各 20 克，桑寄生 40 克。水煎服。每日 1 剂，分早、晚 2 次服用，连服 7～10 天。服此药期间忌食酸、冷、鱼虾荤腥类食物，停药 3 天后再恢复正常饮食。

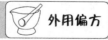 **外用偏方**

苦杏仁水治尿道炎

苦杏仁 100 克，洗净砸碎，用清水煮开后，倒入不锈钢盆中（不可使用塑料盆）趁热熏患处，等水温后再用纱布蘸洗患处。用完后留下苦杏仁，第 2 天加水重新加热再用，之后再换新，连续 1 周可见效。

茯苓苦参水治急性尿道炎

土茯苓、苦参各 30 克，黄柏、地肤子各 20 克。将上 4 味加适量水煎汤，趁热熏洗患处。每日 1 次，连用 5 天左右可见效。

腱鞘炎疼痛　仙人掌外敷消肿块

腱鞘炎，常发生在拇指、中指、无名指。发病初期，在手指屈伸时会产生弹响、疼痛，因此又称"扳机指"。患上腱鞘炎的关节活动不灵活、肿胀。严重时关节甚至不能伸直或屈曲。本病多发于40岁以上的女性，哺乳期的女性也是多发人群。

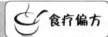

龙莲鸡蛋汤治腱鞘炎

龙眼肉15克，莲肉50克，鸡蛋2个，生姜2片，去核大枣4个，盐少许。将鸡蛋隔水蒸熟，去壳，用清水冲洗干净；莲肉用清水洗净，去心，保留红棕色莲子衣。取一瓦煲，放入适量清水，先用武火煲至水沸，然后放入所有材料，改用中火煲2小时左右，加入盐少许，即可食用。每日1剂，随意食用。

山楂蜜饯膏治腱鞘炎

生山楂洗净，去果柄、果核，放入锅内，加水适量，煎煮至七成熟烂，水将干时加入蜂蜜，再用文火煮透收汁即可。冷却后，放入瓶中贮存。每日服3次，每次15～30克，连服2～3个月。

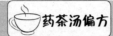

药茶汤偏方

蜂王浆水治腱鞘炎疼痛

每天服用 500 毫升蜂王浆水，连服 2~3 个月，可明显减轻腱鞘炎疼痛，使关节活动得到改善。

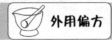

外用偏方

仙人掌贴敷消除腱鞘炎肿块

选择一块面积稍大于炎症部位的观赏用仙人掌，除去表面毛刺，再将一面的表皮层刮掉。把仙人掌除去表皮的一面贴敷在炎症部位上，然后以医用胶布固定。隔日换 1 次新鲜的仙人掌，一般换 3 次，肿块便自动消失。

药膏烘烤治腱鞘炎

将炎症部位用热水洗净、擦干后，贴上有舒筋活血功效的药膏，如伤湿止痛膏、麝香壮骨膏等，然后立即用红外线灯烘烤。每次烘烤 30 分钟，现贴现烤。烘烤完之后膏药继续贴。第 2 日烘烤时，将前一日的膏药撕下，更换新的膏药。坚持 3~4 个月，疗效显著。

透骨熏洗液治腱鞘炎

桂枝、紫苏叶各 15 克，麻黄、红花各 88 克，伸筋草 20 克，透骨草、鲜桑枝各 30 克。加足量水煎煮上药至 2000~3000 毫升，倒入脸盆中，将炎症部位放在盆口上，上面覆盖毛巾熏蒸浸洗。每次 30 分钟，每日 2 次，洗后用绷带固定，尽量不再活动，连续熏洗 1 周为 1 个疗程。

川草乌液熏洗治腱鞘炎

川乌、草乌、艾叶、薄荷各 20 克，川芎、川断、当归、伸筋草、威灵仙、青风藤各 30 克。将上药加水 3500 毫升，煎煮开锅后再煎 15 ~ 20 分钟，然后将药液倒入盆内先熏后浸洗。每次 30 分钟，每日 2 次，5 剂为 1 个疗程。

白酒治腱鞘炎疼痛难忍

60 度白酒 50 克，放到小碗中，用火点着。趁着火之时用手蘸酒，抹到炎症疼痛处用力按摩。此法可常用，不拘时间、次数，能有效缓解腱鞘炎疼痛。操作时要注意安全。

按摩治腱鞘炎

两手相互交换着揉按，即用右手大拇指按左手痛处，再用左手大拇指揉按右手痛处，只要有空就按摩，坚持数月便可缓解。

网球肘疼痛　蓖麻籽刺菜捣烂外敷

网球肘疼痛，是指肘关节外侧前臂伸肌起点处肌腱发炎疼痛，是过劳性综合征的典型病症。网球、羽毛球运动员是多发人群，家庭主妇、瓦工、木工等长期反复用力做肘部活动者，也容易患此病。此病发病比较缓慢，初期可能只是感到肘关节外侧酸痛，手不能用力握物，拧毛巾、织毛衣或前臂旋转的时候可能使疼痛加重。

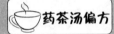

仙鹤草汤治网球肘

仙鹤草 30~40 克，桑枝 30 克，金银花、白芍各 15~30 克，片姜黄 6~10 克，甘草 3~10 克，大枣 10 个。水煎服。每日 1 剂，分 2 次服用，连服 7~10 天。

化瘀通痹汤治网球肘

透骨草、丹参各 30 克，鸡血藤 21 克，当归 18 克，香附、延胡索各 12 克，制乳香、制没药各 9 克。水煎服。每日 1 剂，分 2 次服用，连服 7~10 天。

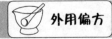

蓖麻籽刺菜外敷治网球肘

蓖麻籽 7 粒，鲜嫩刺菜一小把。将蓖麻籽去掉外皮，刺菜洗净晾干后切碎，与蓖麻籽一起砸成糊状放到玻璃瓶里备用。使用时每次取一小汤勺平涂在患处，用薄塑料袋单层缠两圈，再用纱布包好。2天换1次，半个月即可见效或痊愈。使用时可能会感到痒或出现红疥头，这属于正常现象，不过也要注意与过敏反应相鉴别。

中药熏洗外敷治网球肘

伸筋草、当归、皂角刺、刘寄奴、川芎、延胡索、苏木、乳香、没药各30克，红花15克。上药用醋、水各半，煎开，取药液约1500毫升，趁温热熏洗、浸泡患肘关节。每次30分钟，每日2次，一剂药用3日。洗后再用骨碎补、没药、赤芍、续断各9克，共研细末，以凡士林或蜂蜜100克调匀成膏，外敷患处，以纱布或胶布固定。坚持治疗至疼痛消失、活动自如为止。

坐骨神经痛 桑树根皮水煎来缓解

坐骨神经痛就是指坐骨神经通路及其分布区域内的疼痛。坐骨神经痛主要是由其他疾病，如坐骨神经炎、腰椎间盘突出、椎管内肿瘤、子宫附件炎、糖尿病等引发。

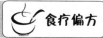

食疗偏方

桑寄生猪骨汤治坐骨神经痛

桑寄生、鸡血藤干品各 50 克，杜仲 15 克，猪尾骨 1 根，加 5 碗水、米酒 1 碗，用文火熬至 3 碗的量，倒出分成 3 份，每餐饭前半小时服用 1 份。每日 1 剂，7 天后可见效。

野葡萄根治坐骨神经痛

野葡萄根、鸡血藤各 100 克，洗净后加 3 碗水先泡 15 分钟，然后加入 250 克猪尾椎骨，放入锅中炖 30～40 分钟，去渣，喝汤吃肉。每日 1 剂，连吃 2～5 剂之后，视病情轻重再增减次数。此方具有活血、强化筋骨的作用，因此孕妇忌用。

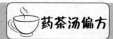

药茶汤偏方

桑树根皮治坐骨神经痛

桑树根连皮 750 克，洗净放入锅内，加水 3 碗煎至 1 碗。每日 1 剂，连服 3 剂。服用时可加白糖适量，服用期间禁止下水劳动。

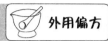 外用偏方

食盐外敷治坐骨神经痛

食盐 500 克，艾叶 50 克。食盐炒热，和艾叶一起装入布袋，封紧袋口敷患处，至盐凉，盐包可反复使用。每日 1 次，连用 5 ~ 10 天。

艾灸穴位治坐骨神经痛

用艾条灸承扶穴（臀部横纹线的中央下方）、委中穴（腘横纹中点）、承山穴（足跟微微上提，小腿后侧肌肉浮起的尾端）、阳陵泉穴（小腿外侧腓骨头前下方凹陷处），每个穴位灸 15 分钟左右。每天或隔天 1 次，15 天为 1 个疗程，1 个疗程后，隔 3 ~ 5 天再开始灸下 1 个疗程的治疗，可以长期灸治。

关节疼痛 核桃树枝煮水熏蒸通气血

关节疼痛主要是由关节炎或关节病引起，牵涉范围非常广泛，并且涉及疼痛部位多。中医学认为，关节痛属于肢节痛、肢节肿痛、痹症、痛风等病症的范畴。

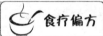

中药煮鸡治风湿关节痛

当归、川芎、麻黄、怀牛膝、陈皮、木瓜各 10 克。用纱布包好放入鸡肚内，用线缝好鸡肚，清煮，不放盐。煮熟后连汤一起喝，发汗，避风。1 次吃不完可吃 2~3 顿。隔日 1 剂，连服 3 剂可见效。

鲜姜红糖酒治关节炎

鲜姜 250 克，红糖 150 克，老黄酒 500 克。将鲜姜切小块榨汁，与红糖、老黄酒搅拌在一起，放锅内烧开，约 2 大碗，晚上睡前分 2 次服下。喝完第 1 碗后，躺床上盖上被子发汗，出汗越多越好。约 2 小时，汗稍止后，再热第 2 碗喝下，接着出汗，待不出汗了，慢慢掀开被子，换好衣服睡觉即可。每日 1 剂，连服 3~5 天。

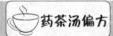

鲜芝麻叶烧水治关节炎

鲜芝麻叶 200 克，放入砂锅内，加水 2 碗煎至 1 碗，趁热喝下。每日

1 剂，连服 5~7 天。

苍术牛膝汤治风湿关节痛

苍术 5 克，牛膝 10 克，汉防己 3 克，加 3 碗水熬至 1 碗，饭前 20 分钟服用。首次服用时每日 2~3 剂，3 天后改为每日 1 剂，1 周后改为 2~3 天 1 剂，2 周后改为 1 周 1 剂。

秦艽桑寄生治慢性风湿关节炎

秦艽、桑寄生、独活、牛膝、防风、苍术各 10 克，加 6 碗水以中火熬至 3 碗，药渣再用 3 碗水熬至 1 碗，将前后两次药液混合。每日 3 餐饭后 1 小时及睡前 2 小时服用 1 碗，连服 15 剂，以后再视实际情况酌情服用。痊愈后每周至少再服 1 剂，以巩固疗效。

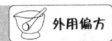

外用偏方

核桃树枝治膝关节痛

核桃树枝一截，切成 10 厘米长的小段，每次使用时放 10 小段，入锅煮 1 小时后熏蒸患处。熏时在盆上盖一块薄板，中间挖一个孔，让热气从孔中射入痛处，人可以侧趴在长沙发或者长椅上，更方便熏蒸。每晚睡前熏，时间长短不限，水凉为止。煮一次核桃树枝可熏 5 天，第 2 天熏时，只需要将水烧开即可，水和树枝都不用倒掉。第 6 天，再加入 10 小段树枝、加水煎煮即可。此方冬春季节使用，治疗效果最好。

葱姜盐包治风湿性关节炎

生姜、青葱各 100 克，食用盐 500 克。将生姜切丁、青葱切段，先将盐下锅微火炒热后，放姜再炒，闻到姜味后立即关火，放进葱段拌匀；将食盐和姜丁、葱段一起装入事先用旧毛巾缝好的小布袋内，做成葱姜盐包，将盐包敷在患处，并不断移动。待盐温热时，固定在最痛处，外用厚衣服盖紧，以延长热敷时间。盐凉后倒出，加姜、葱各50克，再炒敷。每天2次，500克食盐可使用3天，为1个疗程。

大黄葱白治类风湿性关节炎

葱白2根，大黄粉若干，鸡蛋1个，白糖1勺。将葱白切碎捣烂，放在碗中加白糖、鸡蛋清及大黄粉调成糊状，调匀后敷在患处，外覆保鲜膜并用绷带包扎。每日换1次，连敷2天即可见效。

搓指防关节炎

先用左手搓右手手指关节，先搓掌心一面，五指依次进行，以拇指、食指上下搓动，然后反掌搓手背部。全搓完之后换手进行。每日早、晚各1次，每次10分钟，长期坚持能有效预防关节炎。

按摩治风湿性膝关节炎

每日早晨起床和晚睡前，赤腿平坐床上，两腿伸直，全身放松；两手掌心相对，搓热，迅速按在两腿膝盖骨上；两手同时动作，先前后推拿膝关节50次，然后左手顺时针方向、右手逆时针方向旋转按揉50次，再反方向旋转50次。如此前后左右往复循环，直到膝部发热，感觉舒适。可长期坚持使用此法。

足跟痛　米醋泡脚外加按摩

　　足跟痛又称为脚跟痛，是由于足跟的骨质、关节、滑囊、筋膜等处病变引起的疾病。足跟痛可一侧或两侧疼痛，不红不肿，但行走不便。足跟痛往往发生在久立或长期行走者身上，由长期、慢性轻伤引起。中医学认为，足跟痛多由肝肾阴虚、痰湿、血热等原因所致。

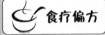

鸡脚桑枝治脚跟骨刺疼痛

　　鸡脚250克，桑枝15克，加水共煲汤，约1小时左右即成。每日1剂，每次将鸡脚和汤全部吃光，连吃10~15天。

山药莲子芡实粥治老年足跟痛

　　芡实、山药各30克，莲子15克，炒枣仁10克，粳米50克。一同煮粥食用。每日1剂，可常食。

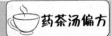

薏苡根赤豆饮治老年足跟痛

　　生薏苡根、赤小豆各30克，土牛膝12克，木瓜、牡丹皮各9克。水煎服。每日1剂，连服5~7天。

葡萄根饮治足跟骨刺疼痛

鲜葡萄根 60 克，水煎服。每日 1 剂，连服 5~7 天。

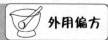 **外用偏方**

米醋泡脚治老年足跟痛

米醋适量，加热之后泡脚，每日 1 次，每次泡半小时左右，连续泡 1~2个月，疼痛可明显缓解。

醋拌茜草治脚后跟骨刺疼痛

茜草嫩尖数个，砸碎，用醋调拌均匀后敷在患处，外用纱布包好。每天换药 1 次，连续 3 天即可见效，6 天见好，10 天左右就不痛了。

熟姜敷脚跟治老年足跟痛

生姜 3 克，埋入灶火灰里焖烧，再用一小块生姜切片蘸上香油擦患处，擦 15~20 分钟之后，埋在灶火灰里的生姜也已焖熟，取出捣烂后敷在脚跟上，再用干净的纱布包好。等到脚跟不痛时，再将纱布去下，去掉烂姜，一般 1 次即可见效。

踮脚治足跟痛

立正站立，两手头后交叉环抱，后脚跟起伏踮 100 次。每日早、晚各 1 次，持续半年即可恢复正常。

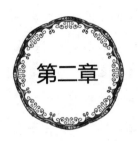

第二章

日常病症小偏方，应付突发情况不发慌

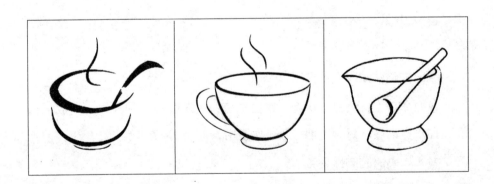

感冒　葱姜大蒜就能治

感冒为常见多发病，是人体感受风邪或者时行疫气，引起肺卫功能失调，出现鼻塞、流涕、喷嚏、头痛、恶寒、发热、全身不适等主要临床表现的一种外感疾病。感冒发病之广、个体重复发病率之高，是其他任何疾病都无法与之相比的。

感冒一年四季均可发病，但以冬、春季节为多。轻症感冒虽然可不药而愈，重症感冒却会影响工作和生活，甚至可危及小儿、年老体弱者的生命。而且，感冒也是咳嗽、心悸、水肿、痹病等多种疾病发生和加重的因素。所以，感冒不是小病，必须引起足够的重视，积极防治。

食疗偏方

葱白大蒜饮预防流行性感冒

葱白250克，大蒜120克。葱白洗净，大蒜去皮、切碎，一同放入锅中，加水煎汤服。每日1剂，分3次服用，连服5~7天。

葱头牛奶治顽固性感冒

葱头半个，切成小块，加牛奶250毫升，略煮片刻，调入蜂蜜趁热喝下。最好在晚睡前喝，喝完直接盖被睡觉。每日1剂，连服5~7天。

核桃葱姜汤治感冒发热、头痛、无汗

核桃仁、生姜、葱白各25克。将核桃仁、生姜、葱白一起捣烂，加水煎煮，去渣一次性服下，盖被卧床休息，注意避免受风。每日1剂，连服

5～7天。

草鱼汤治感冒畏寒发冷

草鱼150克，生姜25克，米酒100克，食盐适量。将草鱼洗净切片，生姜洗净切片，与米酒一起放入锅中加水煮沸，共炖30分钟后加盐调味。每日2次，趁热食用，食后盖被以微微发汗为宜，要注意避免受风，连服5～7天。

神仙粥治感冒初起周身疼痛

糯米100克，葱白、生姜各15克，醋适量。将葱白、生姜洗净捣烂，糯米熬煮成粥，放入葱白、生姜，继续煮沸5分钟，倒入适量食醋，立即起锅。趁热服下后，上床盖被以助药力。每天早、晚各1次，连服2～3天。

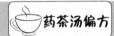

葱姜治伤风感冒

葱白100克，生姜3片，煎汤或开水冲服，频频服用。每日1剂，连服3～5天。

香菜根鲜姜治风寒感冒

香菜根30克，鲜姜5片，水煎服，频频服用。每日1剂，连服3～5天。此法可治疗风寒感冒。

桑菊饮治感冒发热、眼睛痛

桑叶、菊花各5克，薄荷3克，竹叶30克。上4味洗净之后，一起放入茶壶中开水冲泡，趁热代茶频饮。可频加水直至没有味道。每日1剂，连服3～5天。

绿豆茶治流行性感冒

绿豆 50 克，茶叶 5 克，冰糖适量。绿豆洗净、捣碎，与茶叶、冰糖一起放入碗内，用开水冲泡约 20 分钟。代茶饮用。每日 1 剂，连服 5 ~ 7 天。

萝卜甘蔗银花汤治感冒发热、咽喉肿痛、鼻子发干

萝卜、甘蔗各 500 克，金银花 10 克，竹叶 5 克。将萝卜、甘蔗切小块，与金银花、竹叶一同放入砂锅中加水适量煎汤。可以代茶频饮，饮用前可加入适量白糖。每日 1 剂，连服 5 ~ 7 天。

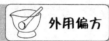

外用偏方

口含生大蒜治感冒初起流清鼻涕

生大蒜 1 瓣，去皮后直接含于口中，有唾液则直接咽下，直至大蒜没有味道后吐掉，连续含 3 ~ 5 瓣即可奏效。

白萝卜汁滴鼻治感冒头痛

大白萝卜一块，洗净后捣烂取汁，将白萝卜汁滴入鼻内。每日 2 次，两侧鼻孔各滴 2 ~ 4 滴，连滴 4 ~ 5 天，可有效治疗感冒头疼。此法对火热头痛、中暑头痛、中风头痛也有效。

葱姜糊外擦治感冒发热

葱白、生姜各 15 克，洗净、捣烂成糊状，用细纱布包裹，用力涂擦前胸、后背、手心、脚心、腘窝、肘窝等，擦后盖被睡觉。每日 1 次，连涂 3 ~ 5 天。

咳嗽 白萝卜止咳效果好

咳嗽是人体清除呼吸道内的分泌物或异物的保护性呼吸反射动作。从生理角度讲，咳嗽是一种保护作用，但是慢性和反复咳嗽则严重影响人们的生活。中医学认为，咳嗽为肺脏疾患，多由肺失正常的宣发、肃降等生理功能而引起。

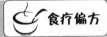

白萝卜胡椒汤治咳嗽痰多

白萝卜1个，白胡椒5粒，生姜3片，陈皮1片。将这几味加水煎30分钟后服用。每日1剂，分2次服用，连服3~5天。

糖水姜汁鸡蛋汤治久咳

鸡蛋1个，白糖50克，鲜姜适量。将鸡蛋打散，蛋白和蛋黄搅拌均匀；鲜姜去皮后用细纱布绞汁。白糖加半碗水煮沸之后趁热冲鸡蛋液，搅匀之后再加入鲜姜汁，调匀服用。每日早、晚各1剂，连服5~7天。

百合冰糖雪梨治肺虚久咳

百合25克，冰糖20克，雪梨1个。将百合洗净，用清水浸泡一晚，次日清晨将百合连同汤水一起倒入砂锅中，再加入半碗清水，煮至百合烂熟，雪梨洗净去皮切块，连同冰糖一起放入砂锅中，再煮30分钟即可。每日早上空腹食完，连服7~10天。

冰糖草莓治干咳

新鲜草莓500克，冰糖300克，隔水蒸。每日3次，每次1汤勺，连服5~7日，一般即可痊愈。

无花果冰糖水治肺热咳嗽

无花果30克，洗净，与冰糖加水一同煮。每日1次，连服3~5日即可见效。

大蒜水治风寒咳嗽

大蒜1头，剥皮洗净，用清水2杯煮，水开后再煮10分钟，趁热吃蒜、喝水。每日1剂，晚上临睡前服用，连服3~5天。

糖豆腐治咳嗽痰多

豆腐500克，红糖、白糖各100克。将豆腐切片，和红糖、白糖层叠摆放，放入碗中，隔水蒸30分钟，一次吃完。每日1剂，连服5天。

糖渍橘皮治咳嗽痰多

取新鲜橘皮适量，洗净切丝，放入锅中，加入相当于橘皮一半量的白糖，再加水没过橘皮，武火煮沸后文火煮至水将干时，将橘皮盛出放在盘里，待橘皮冷后，再撒入与刚才等量的白糖，搅拌均匀即可随意食用。

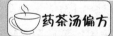

药茶汤偏方

芝麻冰糖水治夜间咳嗽不止、干咳无痰

生芝麻10克，冰糖5克。将生芝麻与冰糖一起放在碗中，加开水冲饮。每日1剂，7天为1个疗程。

罗汉果茶治咽干咳嗽

罗汉果1个，洗净，把外壳挖破，连皮带瓤一起放在水杯中加开水泡至红褐色，略有甜味，代茶饮。喝完续水，一天喝数次，一般 1 天后咳嗽症状大为减轻，第 2 天大为好转。

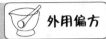

外用偏方

麝香止痛膏贴穴治感冒咳嗽

剪 2 块止痛膏分别贴在天突穴（颈部，胸骨上窝中央凹陷处）及肚脐处。每次贴 24 小时，一般贴 2 次，即可缓解感冒后的咳嗽不止。

搽风油精治哮喘咳嗽

患哮喘咳嗽不止时，可用风油精外搽前脖颈和颈两边，咳嗽可立刻止住。同时此法还能平息痰喘。

支气管炎 冰糖柿饼巧来治

支气管炎分为急性与慢性两种，属于中医学的"咳嗽"范畴。急性支气管炎多属于外感咳嗽，慢性支气管炎多属于内伤咳嗽。

急性支气管炎是由于细菌和病毒感染，物理或化学因素以及过敏反应等引起的支气管黏膜的急性炎症，是一种常见的呼吸系统疾病。中医学将急性支气管炎分为风寒、风热、燥热三种类型。慢性支气管炎多由急性支气管炎未能及时治疗转变而成，多在冬季发作，早期症状轻微，晚期症状加重，可长年存在。中医学认为，若饮食不节、脾失健运、生湿聚痰、上犯于肺，或郁怒伤肝、情志不和、气郁化火、肺受干扰，皆可导致本病的发生。

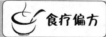

食疗偏方

倭瓜治风热型支气管炎

大黄倭瓜1个，清水洗净，在瓜蒂处挖一个方口，装入白糖500克，上锅蒸1小时，然后取出食用。每日1个，分3次吃完，直至治愈为止。治疗期间不可吃咸食。

冰糖柿饼治燥热型支气管炎

柿饼3个，洗净切碎，放入碗内，加入冰糖及清水少许，上笼蒸烂后服食。每日1剂。

柿饼百合鲫鱼汤治慢性支气管炎

柿饼 2 个，百合 30 克，鲫鱼 1 条，调料适量。将柿饼洗净切碎；百合用清水泡发，去杂洗净；鲫鱼剖杀，去鳞、鳃及内脏，洗净备用。砂锅内加水适量，放入柿饼、百合、鲫鱼，武火烧沸后改文火继续炖 20～30 分钟，调味食用。每日 1 剂，连服 7～10 天。

罗汉果炖猪肺治燥热型支气管炎

罗汉果 1 个，猪肺 250 克，精盐、味精、香油各适量。将罗汉果洗净切碎；猪肺用清水反复冲洗干净，切块，挤干水分，再放入锅中烤干水分，取出后放入清水中洗净。锅内加水适量，放入罗汉果、猪肺，武火烧沸，撇去浮沫，改用文火煮 30 分钟，调味食用。每日 1 剂。

鸭梨杏仁鹅肉汤治慢性支气管炎

大鸭梨 1 个，北杏仁 10 克，百合 30 克，精鹅肉 250 克，调料适量。将鸭梨洗净，去皮、核，切片；百合用清水泡发，去杂，洗净。砂锅内加水适量，放入鸭梨、杏仁、百合、鹅肉，武火烧沸，撇去浮沫，改用文火炖烂，加调料调味即成。每日 1 剂，连服 7～10 天。

松子仁粥治慢性支气管炎

松子仁 50 克，粳米 100 克，白糖适量。按照常法煮粥食用。每日 1 剂，连服 10～15 天。

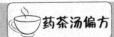

杏仁梨糖茶治急、慢性支气管炎

苦杏仁 10 克，大鸭梨 1 个，冰糖 20 克。苦杏仁去皮、尖，捣碎；鸭梨洗净，去皮、核，切块；冰糖捣碎。砂锅内加水适量，放入杏仁、鸭梨，武火烧沸，再改用文火煎煮 15～20 分钟，调入冰糖即成，代茶饮用。
每日 1 剂，至病愈为止。

三子汤治慢性支气管炎

苏子、白芥子、萝卜籽各 6 克。将上 3 味用小火约炒 3～5 分钟，用干
净的白纱布包好扎牢，然后敲碎，倒入瓦罐中，加水 1 碗文火煎至半碗，
滤出药汁，再加水 1 碗文火煎至半碗，滤出药汁，将两次药汁混合饮服。
每日 1 剂，分早、晚饭后 2 次饮服，连服 5～7 天。

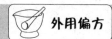

外用偏方

老姜治风寒型支气管炎

生老姜适量，捣碎，用纱布绞汁。再以纱布蘸姜汁外擦喉部，或用
不透水的塑胶带将蘸有姜汁的纱布条固定于咽喉部。每日换 1 次药，一
般 2～3 天即可见效。

发热 香菜根熬水退热好

发热是多种疾病的常见症状，临床上比较常见的发热疾病有急性血吸虫病、疟疾、流行性感冒、流行性乙型脑炎、麻疹、肺炎、急性扁桃体炎、流行性脑脊髓膜炎、伤寒及副伤寒、肾盂肾炎、败血症、细菌性痢疾、急性乳腺炎、产褥热、丹毒等。

药茶汤偏方

香菜根熬水退热

香菜根 250 克，洗净，放入砂锅内，加 3 碗水熬至 1 碗，去杂质喝水，高热就会慢慢退去。每日 1 剂，一般喝 3 天就能退烧。

绿豆可乐治感冒发热

绿豆适量，凉水下锅煮开，倒入姜丝和可乐，略煮之后关火。趁热猛喝 2 大碗，每天 1 次，连喝 3 天，可发汗退热。

芝麻茶叶治感冒干烧

感冒后干烧不出汗者，可将 1 小汤勺芝麻和等量的茶叶放入口中嚼烂，以温水送服，然后盖上被子，发汗即可。

龙葵根汤治高热不退

新鲜龙葵根 150 克，加 5 碗水煎至 3 碗。先服 2 碗，晚上临睡前再服 1 碗。一般服 1 次后高热即可渐退，服第 2 次后次日可退热。

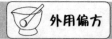 **外用偏方**

冷敷紧急降温退热

把冰箱里的冰块装在袋子里，封口，用干布包起来，分别放在头部、腋下及大腿根部等淋巴部位。

温水擦浴紧急降温退热

用32℃~36℃的温水，擦洗全身5~10分钟，体温即可通过传导方式直接散发。

酒精擦浴紧急降温退热

用25度至50度的酒精300~500毫升，擦洗颈部、腋下及四肢，使皮肤血管扩张散热。

如果发热者是小儿，尤其是小儿出疹子时，不可用温水或酒精擦浴；白血病患者高热并有出血倾向时更不能擦浴。

膈肌痉挛　柠檬浸酒能止嗝

膈肌痉挛，即呃逆，俗称打嗝，是气逆上冲，致使喉间"呃呃"连声，声短而频，令人难以自制的一种病症。其病因为多种因素使膈肌运动神经受到刺激，过度兴奋，以致膈肌痉挛，可见于多种疾病。中医学认为，本症是由胃失和降、胃气上逆或嗜食辛热、阴阳腑实及情志不畅而致肝气横逆等所致。

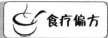

食疗偏方

柠檬浸酒治食滞呃逆

鲜柠檬 3 ~ 5 个，白酒适量。将柠檬洗净，浸入酒内，密封贮存，3 ~ 5 日即成。每当呃逆时取 1 ~ 2 个酒浸柠檬，去皮嚼食，少刻见效。

刀豆姜片粥治呃逆、呕吐

刀豆 30 克，粳米 100 克，生姜 3 片。将刀豆洗净，用清水浸软，粳米淘洗干净；刀豆、粳米、生姜片一同入锅，加水煮粥食用。每日 1 剂，一般服食 1 ~ 2 剂即见效。

核桃仁姜汤治呃逆

核桃仁 30 ~ 50 克，生姜 5 ~ 7 片。将核桃仁捣碎研末，用生姜片煎汤冲调服下。每日 1 剂，连服 3 ~ 5 天。

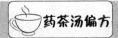 药茶汤偏方

冰糖芦根水治胃热呃逆

鲜芦根 100 克，冰糖 50 克，加水共煮，代茶饮。每日 1 剂，连服 2~3 天。

刀豆生姜茶治胃寒呃逆

刀豆 12 克，生姜 6 克，绿茶 3 克，红糖 30 克。将刀豆、生姜研为粗末，与绿茶、红糖共置杯内，冲入沸水，加盖焖 30 分钟，代茶饮用。每日 1 剂，连服 3~5 天。

柿蒂茶治胃热呃逆

柿蒂 10 个，捣碎，水煎取汁，调入白糖，代茶饮用。每日 1 剂，连服 3~5 天。

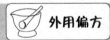 外用偏方

胡椒芒硝敷脐治受寒呃逆

胡椒 40 克，芒硝 10 克，朱砂 5 克。将胡椒、芒硝、朱砂共研细末，搅匀。将药末敷于肚脐处，用纱布覆盖，胶布固定住。并以搓热的手掌从左到右，从右到左各按摩至小腹处发热为止。一般敷 1 次即可缓解呃逆症状。

哮喘　饮食偏方不用药

哮喘是一种常见的呼吸道疾病，在过敏因素刺激下，可引起支气管痉挛、黏膜肿胀、分泌物增加，从而导致管腔狭窄，气管不畅，以反复发作的呼吸困难伴有哮鸣音为主症，属于中医学"哮症"范围，任何年龄段的人都可能患上此病，但以 12 岁以前发病者居多，发病季节以秋冬两季最多，春季次之，夏季最少。

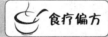

核桃黑芝麻治长年哮喘

核桃仁 250 克，黑芝麻 100 克，蜂蜜适量。将核桃仁捣碎，黑芝麻上锅微炒，蜂蜜兑 2 倍的水在炉火上煮沸，趁热倒入核桃仁和黑芝麻，用筷子搅拌均匀，再放在笼屉上蒸 20 分钟即可。每日早、晚各服 2 汤勺，连服 10 天为 1 个疗程。

南瓜大枣汤治支气管哮喘

南瓜 500 克，大枣 15 ~ 20 个。将南瓜洗净去皮，切块；大枣洗净，去核。将二者共置锅内，加水煮烂食用。每日 1 剂，常服有效。

葱豉豆腐汤治外感风寒咳喘

葱白 15 克，淡豆豉 12 克，豆腐 100 克，精盐、味精、香油各少许。将葱白洗净切碎；豆腐洗净，切成小块。锅内加水适量，放入豆腐块煮沸 3 ~ 5 分钟，再放入葱白、淡豆豉煮汤 1 大碗，调入精盐、味精、香油，趁热服食。服后卧床盖被，以取微汗为宜。每日1剂，连服5~7天。

冰糖杏仁粥治肺虚咳喘

甜杏仁20克，冰糖10克，大米适量。杏仁用60℃的热水将皮泡软，去皮后捣碎，与大米加水同煮，开锅后放入冰糖，熬成稠粥即可。每日1剂，连服5~7天。

茯苓大枣粥治肺肾两虚哮喘

茯苓粉90克，大枣10个，粳米150克。将大枣、粳米洗净，共置锅内，加水煮为稀粥，调入茯苓粉，再稍煮即成。每日1剂，10天为1个疗程。

柚子鸡治夜喘加重

柚子1个，乌骨鸡1只。将柚子开顶盖、挖去内瓤；乌骨鸡宰杀，去毛及内脏，洗净切块。将乌骨鸡块纳入柚子壳内，加盐、清水少许，盖好，以湿棉纸封好，再用湿泥包裹，置柴火中烘烤至熟，去泥揭盖，吃肉喝汤。每周1剂，自冬至开始服用，直至痊愈。

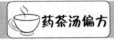
药茶汤偏方

豆豉荆芥薄荷茶治外感风寒咳喘

淡豆豉、荆芥各10克，薄荷5克。三者共研粗末，放入杯中，用沸水冲泡，代茶饮用。每日1剂，连服5~7天。

刀豆甘草汤治老年痰喘

刀豆25克，甘草3克，蜂蜜30克。刀豆、甘草水煎取汁，调入蜂蜜即成。每日1剂，分2次服用，5天为1个疗程。

生藕汁治肺热哮喘

选优质鲜嫩的生藕，洗净，捣烂取汁，装入瓶内放冰箱保存。每天早、晚各饮服50克，连服1~2周。

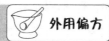

白胡椒粉敷贴治遇寒哮喘

取白胡椒粉0.5克，放在伤湿止痛膏上，敷贴在大椎穴（后正中线上，第7颈椎椎棘下凹陷处），3天换一次，至病愈。对遇寒冷而引发的哮喘有效。

搽风油精治哮喘不止

哮喘病咳嗽不止时，可用风油精外搽前脖颈和颈两边，咳嗽立刻停止，同时还能平息哮喘。

神经衰弱　首乌大枣粥益气养血

　　神经衰弱是神经官能症中最常见的一种病症，其发病原因是由于精神高度紧张、思虑过多，致使中枢神经兴奋与抑制过程失调、高级神经活动规律被破坏所引发的一种功能性疾病。中医学认为，神经衰弱多由情志所伤、精神过度紧张，或大病久病之后脏腑功能失调所致。临床症状一般表现为疲劳、神经过敏、失眠多梦、心慌心跳、多疑、焦虑及忧郁等。

　　中医学将神经衰弱分为阴虚阳亢、心脾不足、心肾阴虚、肾阳不足四种类型。阴虚阳亢者经常感觉头晕眼花、心悸失眠，且多梦、遇事易怒、口干舌苔黄，宜清热泻火、养心安神；心脾不足者也易出现失眠症状，并且胃口不好、脸面黄瘦、月经不调、脉沉细数，宜健脾益气、补血养心；心肾阴虚者经常感觉腿软、夜间盗汗、易忘事、精力涣散，宜滋阴养肾；肾阳不足者经常半夜醒来、夜尿频发、怕冷，宜补肾壮阳。

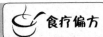

食疗偏方

首乌大枣粥治心肾阴虚型神经衰弱

　　制首乌 40 克，大枣 5 个，粳米 100 克，红糖适量。先将制首乌洗净，放入砂锅内，加水煎沸 1 小时，去渣，再放入洗净的大枣、粳米煮为稀粥，调入红糖即成。每日 1 剂，连服 7 天。

豆豉皮蛋粥治心肾阴虚型神经衰弱

　　淡豆豉 60 克，皮蛋 1～2 个，粳米 150 克，熟猪油、精盐各适量。将皮蛋去壳洗净，切成小块；淡豆豉、粳米洗净。锅内加水适量，放入淡豆豉、粳米煮粥，待八成熟时加入皮蛋块，再煮至粥熟，调入猪油、精盐即可服食。每日 1 剂，连服 7 ~ 10 天。

黄豆排骨汤治身体虚弱所致的神经衰弱

黄豆 500 克，猪排骨 1000 克，食用油、葱白、生姜、黄酒、精盐各适量。将黄豆去杂洗净，用清水浸透；猪排骨洗净剁成小块；葱白洗净切段；生姜洗净切片。炒锅上火，加油烧热，下葱白、生姜煸香，放入排骨块翻炒片刻，加入黄酒、精盐，翻炒至香味出时倒入大砂锅内，加入黄豆和清水适量，以水浸没黄豆为度，武火烧沸，撇去浮沫，加入黄酒，改用文火煨至烂熟即成。此汤可以佐餐常食。

龙眼鸡蛋羹治心肾阴虚型神经衰弱

龙眼肉 20 个，鸡蛋 1 个，冰糖适量。将龙眼肉洗净切碎，放入碗内，打入鸡蛋，加入冰糖及清水少许，调匀后上笼蒸熟服用。每晚睡前 1 剂，连服 10 ~ 15 天。

天麻毛豆羹治心脾不足型神经衰弱

天麻 12 克，毛豆角 400 克，猪脑子 60 克，黄酒 10 毫升，精盐、味精、湿淀粉各适量。将毛豆角去荚，取出毛豆粒，洗净，捣烂取汁；猪脑剔净血筋，洗净，用刀划成四瓣；天麻焙干，研为细末。锅内加水适量，放入天麻末煎沸 2 ~ 3 分钟，加入毛豆浆汁、猪脑，略煮片刻，放入黄酒、精盐，再用湿淀粉勾成薄芡，即可饮服。每日 1 剂，连服 7 ~ 10 天。

核桃芝麻糊治肾阳不足型神经衰弱

核桃仁 60 克，黑芝麻 30 克。将核桃仁捣碎研末，黑芝麻炒熟研末，加白糖少许，共置碗内，用开水冲服。每日 1 剂，连服 7 ~ 10 天。

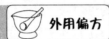

桑椹熟地白芍汤治心脾不足型神经衰弱

桑椹、熟地黄、白芍各 15 克，水煎服。每日 1 剂，连服 7 天。

大枣小麦甘草汤治心脾不足型神经衰弱

大枣、淮小麦各 30 克，炙甘草 10 克，水煎服。每日 1 剂，连服 5~7天。

自我按摩治阴虚阳亢型神经衰弱

两手互搓，至两手指发热后，用右手食指、中指和无名指擦左足心，直至足心发热为止，然后用同样的方法用左手擦右足心。每日 1 次，左右各擦 4 次，长期坚持。

冷水浴治神经衰弱

早晨起床后进行冷水浴，最初可先用温水擦身，经过一段时间锻炼后改用冷水擦身，最后用冷水冲洗或淋浴。每日 1 次，每次 1 分钟左右，长期坚持能增强神经系统。

中暑　绿豆丝瓜花汤消暑热

中暑，俗称"发痧"，是指因为在阳光下长时间暴晒，或承受长时间的高温和热辐射，使体温调节产生障碍，水、电解质代谢紊乱及神经系统功能损害的症状的总称。颅脑疾病患者、老年人、儿童、产妇、体弱及其他耐热力差者易发生中暑。

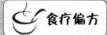 食疗偏方

绿豆丝瓜花汤治中暑

绿豆 60 克，鲜丝瓜花 8 朵，白糖适量。将绿豆洗净，加水 1 大碗，煮熟后去豆，入丝瓜花煮沸 2~3 分钟，调入白糖即成。每日 1~2 剂，连服1~2 天即愈。

苦瓜瓤汤治疗暑热烦渴

苦瓜瓤 100 克，放入锅中，加水适量，武火烧沸后，改用文火煮 10 分钟，调入精盐、味精、辣椒粉即可服食。每日 2 次，连服 7~10 天。苦瓜性味苦寒，脾胃虚寒者不宜多食，低血压、低血糖人群以及孕妇慎食。

绿豆杨梅汤治暑热尿赤

绿豆 100 克，杨梅 50 克，白糖适量。按常法加水煎汤，凉后饮用。每日 1 剂，夏日可常饮。

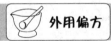

金银花冰糖茶治中暑

金银花 15 克, 入锅, 水煎取汁, 调入冰糖适量, 冰糖溶化后, 代茶饮用。每日 1 剂, 连服 2～4 天。

菊花竹叶茶预防中暑

菊花 50 克, 竹叶 15 克, 混匀后分 3 次放入杯中, 用沸水冲泡, 代茶饮用。每日 1 剂, 夏日可常饮。

甘蔗菊花茶治暑热头痛

甘蔗 500 克, 菊花 30 克。将甘蔗洗净切碎, 与菊花共置锅内, 加水煎汤, 冷后代茶饮用。每日 1 剂, 连服 3～5 天。

外用偏方

刮痧、韭菜汁治中暑晕倒

将中暑者抬到阴凉处, 利用汤勺在其额部、背部刮痧; 然后找一把韭菜, 洗净捣碎挤汁, 立即用汤勺灌入中暑者口中。中暑者苏醒后, 再喝点加盐的蜂蜜水或者果汁。

中药药浴治中暑发热

葫芦茶 30 克, 鲜薄荷 10 克, 共捣如泥, 加白酒或 45% 酒精适量调匀, 用药棉蘸药液涂搽头、背、四肢、腋下、腹股沟等处, 一般 5～10 分钟即可见效。

眩晕　黑豆枸杞子汤有疗效

眩晕是目眩和头晕的总称，眩晕时感觉自身或外界的东西在旋转运动。眩晕通常会使人站立不稳、头晕眼花。眩晕有很多种，长期生活在嘈杂的环境中，患耳源性眩晕可能性最大；乘车坐船时眩晕，运动性眩晕可能性较大；感觉自身及周围环境旋转，常见于脑部疾病；只是站立不稳，则多见于心血管疾病。

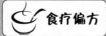

黑豆枸杞子汤治眩晕

黑豆、枸杞子各 12 克，水煎服。每晚 1 剂，连服 15 ~ 20 天。

葱白大枣汤治神经衰弱型眩晕

葱白 7 根，大枣 15 个，白糖 50 克。按常法煮汤服食。每日 1 剂，晚上睡前服下，连服 10 ~ 15 天。

皮蛋淡菜粥治眩晕

皮蛋 1 个，淡菜 50 克，大米适量，共煮粥，加少许盐和味精调味服食。每日 1 剂，连服 1 ~ 2 周。

桑椹糯米粥治阴虚阳亢型眩晕

紫色鲜桑椹 60 克，糯米 100 克，冰糖适量。粳米加水适量熬粥，粥将熟时加入洗净的桑椹和冰糖，再煮沸数次即成。每日 1 剂，连服 10 ~ 15 天。

雪梨百合青梅粥治体质热型眩晕头痛

雪梨 150 克，鲜百合 30 克，青梅 10 克，大米 100 克，蜂蜜 50 克。雪梨洗净，去皮核后切成小块，百合洗净掰瓣，青梅洗净，大米洗净。大米入锅，加水同青梅共煮粥，八成熟时加雪梨块、百合瓣，再煮至粥熟，调入蜂蜜即成。每日 2 次，连服 10 ~ 15 天。

菊花冰糖粥治眩晕、头痛、目暗

鲜菊花 20 克，冰糖 30 克，大米 100 克。鲜菊花去蒂，阴干，研为细末，冰糖捣碎，大米淘洗干净。大米加水煮粥，快熟时加入菊花、冰糖末，再稍煮即成。每日 1 剂，分 2 次服用，连服 1 个月。

葵花子白糖治眩晕

葵花子仁 6 克，研成细末，每晚睡觉前用白糖水冲服。每日 1 剂，连服 2 周，可治眩晕。

艾叶黑豆鸡蛋治气血虚弱型眩晕

艾叶 45 克，黑豆 30 克，鸡蛋 1 个，一同加入锅中煮至鸡蛋熟后食用。每日 1 剂，10 天为 1 个疗程。

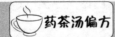

山楂梅菊茶治眩晕

山楂、乌梅、白菊花各 15 克，白糖 30 克。前 3 味水煎取汁，调入白糖，代茶饮用。每日 1 剂，连服 7 ~ 10 天。

香瓜秧治眩晕

香瓜秧（干品）60 克，加水 500 毫升，煎至 300 毫升。每日 1 剂，分 2 次服用，一般 3 ~ 10 天即可见效。

桑荷豆衣茶治肝火上炎型眩晕

桑叶、荷叶各 30 克，绿豆皮 6 克。上 3 味水煎取汁，代茶饮用。每日 1 剂，连服 7～10 天。

菊槐龙胆茶治高血压眩晕

菊花、槐花、茶叶各 6 克，龙胆草 10 克。上 4 味同放入杯内，用沸水冲泡，代茶饮用。每日 1 剂，连服 7～10 天。

百合花皂角汤治年老体弱眩晕

百合花 3 朵，皂角 7 个，白糖适量。将皂角微焙，与百合花一同水煎取汁，加白糖调服。每日 1 剂，连服 7～10 天。

白果龙眼汤治头风眩晕、眼黑

白果仁 3 个，龙眼肉 7 个，洗净，加水煎汤，空腹 1 次服下。每日 1 剂，连服 7～10 天。

消化不良　山楂、橘皮有奇效

消化不良的临床表现以不思饮食，或食而不化、呕吐、腹泻等为主要症状。中医学认为，消化不良多因脾胃虚弱，或饮食不节、过食瓜果生冷之物，或喂养不当导致营养吸收障碍，或因感受外邪损伤脾胃，以致运化不足而引发。

●--

🍵 食疗偏方

香菜牛肉粥治消化不良

香菜1小把，粳米100克，牛肉末50克，生姜10克。将香菜洗净切碎，生姜洗净切末，粳米淘洗干净。将大米、牛肉末、生姜一同加水煮粥，粥将熟时放入香菜末，再煮沸即成。每日1剂，分1~2次服食，可长期食用。

山药大枣粥治脾胃虚弱之消化不良

山药150克，大枣9个，大米100克。将山药洗净去皮，切小块，大枣、大米洗净加水煮粥，五成熟时加入山药块，再煮至粥熟即成。每日1剂，分1~2次服食，可长期食用。

猕猴桃粥治脾胃失和之消化不良

猕猴桃120克，大米100克，白糖30克。将猕猴桃去皮切小块，大米洗净加水煮粥，八成熟时加入猕猴桃块，再煮至粥熟，调入白糖即成。每日1剂，分1~2次服食，连服7~10天。

白萝卜粥治消化不良之食积胸闷

白萝卜 150 克，大米 100 克，精盐、味精各少许。白萝卜洗净切小块，大米洗净加水煮粥，五成熟时加入白萝卜块，煮至粥熟，调入精盐、味精即成。每日 1 剂，分 2 次服食，连服 3 ~ 5 天。

山楂神曲粥治小儿喂养不当之消化不良

山楂 50 克，神曲 20 克，粳米 30 克。山楂洗净去核；神曲研末；粳米洗净。将 3 者混合煮粥，粥熟后稍加白糖调味即成。每日 1 ~ 2 次，可长期食用。

蒸苹果治小儿消化不良之腹泻

苹果 1 个，洗净去皮，切成薄片，放入碗中，加盖隔水蒸熟，用汤匙捣成泥状喂下。每日吃 1 个，连吃 3 ~ 5 天。

☕ 药茶汤偏方

山楂橘皮汤治消化不良之食积

山楂 20 克，橘皮 15 克，生姜 3 片，白糖适量。山楂洗净切片，橘皮洗净切丝。前 3 味一起入锅同煮，武火烧沸后改用文火再煎 5 分钟，调入适量白糖即成。每日 1 剂，连服 3 ~ 5 天。

山楂柚皮内金汤治消化不良之食积

柚子皮 15 克，山楂、鸡内金各 10 克，砂仁 5 克。锅内加水适量，放入上药煎煮 2 次，取 2 次汁液混匀，温服。每日 1 剂，分 2 次服完，连服 5 ~ 7 天。

山楂桂皮汤治过食寒凉之消化不良

山楂 10 克，桂皮 4 克，红糖 30 克。锅内加水适量，放入桂皮、山楂，文火煎沸 20 分钟，去渣留汁，加入红糖再煮一沸，趁热饮服。每日 2 剂，连服 3～5 天。

三花陈皮茶治消化不良之腹泻、痢疾

金银花、绿茶各 9 克，玫瑰花 6 克，茉莉花、陈皮、甘草各 3 克。将各味混匀，分 3 次放入杯中，用沸水冲泡，代茶饮用。每日 1 剂，连服 5～7天。

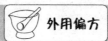

外用偏方

桃仁杏仁外敷治小儿积食

桃仁、杏仁各 7 个，白胡椒 7 粒，栀子若干。共研成细末，用蛋清调好。晚上 8 点贴在小儿的手心、足心，用纱布裹好，男左女右，第 2 天早晨揭下。一般 2 次就能见效。

捏脊治小儿积食

将小儿衣物脱去，从尾椎部位开始，双手捏住小儿脊柱两侧肌肤，沿着脊柱边提捏边向前推进，直到脊背最上方的大椎穴（后正中线上，第 7 颈椎椎棘下凹陷处），反复捏 30 次。每日 1 次，10 天为 1 个疗程。

呕吐　蜂蜜姜汁见效快

呕吐是胃内食物反入食管，经口吐出的一种现象。呕吐发作时，常伴有出汗、心跳加快、脸色苍白和腹部不适或疼痛等症状。开始呕吐时，吐出的是胃里的食物残渣，后面甚至可以呕出胆汁。中枢神经疾病和其他疾病都有可能导致呕吐。

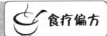 食疗偏方

蜂蜜姜汁治反胃呕吐

蜂蜜10克，鲜姜汁5克，加水5克，调匀，放入锅内蒸熟，稍温后顿服。每日1剂，连服5~7天。

豆腐白汤治饭后腹胀不适呕吐

豆腐2块，盐适量，味精少许。水开后全部下入锅中，煮20分钟后食用。每日1剂，连服7~10天。

胡椒猪肚汤治胃寒呕吐

猪肚1个，白胡椒25克。将猪肚洗净后纳入白胡椒，猪肚两头用绳扎紧，放入锅中，加3碗水，武火烧沸后文火煮至剩半碗汤为度。喝汤吃肉，每日1剂，连吃7~10天。

芦根绿豆粥治湿热呕吐

绿豆、芦根各100克，生姜10克，紫苏叶15克。先煎芦根、生姜、

紫苏叶，去渣取汁，再入绿豆熬粥食用。每日 1 剂，连服 7~10 天。

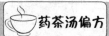 药茶汤偏方

醋浸生姜饮治反胃呕吐

鲜姜 60 克，醋、红糖各适量。鲜姜洗净切片，用醋浸泡一昼夜。用时取 3 片，加红糖以开水冲泡，代茶饮。每日 1 剂，连服 5~7 天。

白胡椒生姜汤治过食荤腥呕吐

白胡椒、生姜、紫苏各 5 克。水煎服。每日 1 剂，连服 5~7 天。

姜汁砂仁汤治胃寒呕吐

生鲜姜 100 克，砂仁 5 克。生姜洗净、切片，捣烂成泥，用细纱布包好，挤出姜汁，倒入锅中，加清水半碗，放入砂仁，隔水炖半个小时，去渣即成。每日 1 剂，连服 7~10 天。

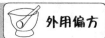 外用偏方

橘子皮治反胃呕吐

在出现呕吐的情况时，拿几块橘子皮闻一下，当即可缓解呕吐。

按摩穴位治胸闷欲呕

正坐，用拇指按揉两手内关穴（腕横纹上 2 寸，掌长肌腱与桡侧腕屈肌腱之间），力量由轻逐渐加重，直至穴位处有酸胀感，并保持 2 分钟，呕吐感即可缓解。

晕车　橘皮理气止呕效果好

晕车，一般指晕动病，是指汽车、轮船或飞机运动时所产生的颠簸、摇摆或旋转等任何形式的加速运动，刺激人体的前庭神经而引发的症状。常在乘车、航海、飞行等运行数分钟至数小时后发生。开始时感觉上腹不适，继而恶心、面色苍白，随即有眩晕、呕吐等表现。症状一般在停止运行或减速后数十分钟和几小时内消失或减轻。

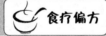

喝醋治晕车

在乘车前喝开水时加点醋，也可减少乘车过程中的晕眩感。

生姜防治晕车晕船

坐车或坐船之前，直接嚼服 2 片薄姜片，能预防晕车、晕船的发生。

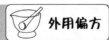

口含橘皮治晕车

外出乘车开车前，口含一块新鲜的橘子皮，含没味了再换一块，能够有效减轻晕车的程度。

伤湿止痛膏防晕车

伤湿止痛膏剪成大于肚脐的方块，于上车前 15 分钟左右将药膏粘贴在肚脐上，轻轻按摩使之贴紧，下车后即可揭去。

姜末贴肚脐防晕车

乘车前，取老姜适量，捣烂，用药棉将姜汁吸足后放在肚脐上，再用胶布把姜汁棉固定贴好，可有效预防晕车。

按摩掌骨治晕车症

晕车时，可按摩手掌背面第 4、5 掌骨前端之间的夹缝处。用右手托住左手，右手拇指侧面沿骨缝向手指尖方向按摩 10 余次。按摩时应尽量向骨缝处用力，但用力要适当，有酸痛感即可。按摩完左手后，用同样的方法按摩右手。如果症状没有消失，可反复几次，直至症状完全消失。

急性扁桃体炎　甘蔗萝卜汁巧治

急性扁桃体炎是指腭扁桃体的急性非特异性炎症，为小儿常见疾病。临床所见，多因感受风寒、潮湿、营养不良、感冒等因素致使小儿抵抗力下降，扁桃体部位病菌大量繁殖而发病。春、秋两季较为多见。急性扁桃体炎起病较急，发病时咽痛、扁桃体红肿，伴随发热。急性扁桃体炎易反复发作，如不及时治疗，还可并发鼻炎、咽炎、中耳炎，有时可并发风湿热、急性肾炎及病毒性心肌炎等。

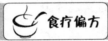

甘蔗萝卜汁治急性扁桃体炎

甘蔗汁 100 毫升，白萝卜汁 50 毫升，将二者混匀后徐徐饮服。每日 2 剂，连服 5～7 天。

梨汁蜂蜜饮治急性扁桃体炎

梨 3 个，蜂蜜 50 克。将梨洗净，去皮、核，捣烂取汁，兑入蜂蜜，再加适量冷开水调匀，徐徐饮服。每日 1 剂，连服 3～5 天。梨性凉，糖尿病患者以及月经期、产生后、腹泻的人群不宜食用。

药茶汤偏方

萝卜橄榄茶治急性扁桃体炎

白萝卜 1 个，橄榄 10 个，冰糖适量。将白萝卜洗净，切片；橄榄洗净，捣碎。将前 2 味共置锅内，水煎取汁，调入冰糖令溶，代茶饮。每日 1 剂，连服 3 ~ 5 天。

罗汉果金银花汤治急性扁桃体炎

罗汉果 30 克，金银花 10 克，水煎服。每日 1 剂，连服 3 天。

合欢花汤治急性扁桃体炎

鲜合欢花 15 克，白糖 30 克。将合欢花去杂、洗净，放入锅内，加水煮沸 7 ~ 10 分钟，去渣，调入白糖即成。每日 1 剂，连服 7 ~ 10 天。

金银花桔梗茶治小儿急性扁桃体炎

金银花 15 克，菊花 10 克，桔梗 6 克，甘草 5 克。此 4 味一同放入杯内，用沸水冲沏，代茶饮。每日 1 剂，连服 3 ~ 5 天。

金莲花茶治小儿急性扁桃体炎、咽炎

金莲花 5 克，放入杯内，沸水冲泡，代茶饮。每日 1 ~ 2 剂，连服 3 ~ 5 天。

南瓜花芦根汤治慢性扁桃体炎

南瓜花 50 克，鲜芦根 100 克，水煎服。每日 1 剂，分早、晚 2 次服用，7 天为 1 个疗程。

慢性咽炎　早盐晚蜜慢调养

慢性咽炎是咽部黏膜的慢性炎症，由急性咽炎反复发作所致，也有因长期烟酒刺激引起的。患了慢性咽炎，咽部会有不适感，如异物感、干燥感、瘙痒感、灼热感、微痛感、刺激感等。早晨起床时常有短促而频繁的咳嗽，并且容易恶心。中医学认为，本病多因肾水不足、虚火上炎、消灼肺阴、熏燎咽喉所致，或因过食辛辣刺激性食物、长期吸烟喝酒等诱发。

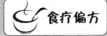

食疗偏方

早盐晚蜜治慢性咽炎

每日早晨起床后，用开水冲一杯淡盐水，先漱口，然后慢慢饮下；晚上睡前喝上一杯蜂蜜水。长期坚持，对于治疗慢性咽炎有显著的疗效。

蒜泥醋蛋羹治慢性咽炎

鸡蛋2个，大碗内打散、搅匀，水蒸20分钟，蒸好后放入3~5瓣切碎的蒜末，倒入适量的醋及香油即可。每日1剂，分早、晚食用，坚持吃能有效减轻慢性咽炎症状。

玉簪花梅花粥治慢性咽炎

玉簪花、梅花各等量，粳米60克。将前2味研为细末，粳米淘洗干净放入锅中煮粥。待粥熟后，取3~5克药末调入粥内拌匀即可。每日1剂，连服7~10天。

百合绿豆汤治肺热型慢性咽炎

百合 20 克，绿豆 50 克，冰糖适量。将百合泡发洗净，绿豆洗净，共置入锅内，加水煮至烂熟，加入冰糖令溶即成。每日 1 剂，连服 7~10 日。

罗汉雪梨汤治虚火型慢性咽炎

罗汉果 2 个，雪梨 1 个，白糖适量。将罗汉果洗净、捣碎，雪梨去皮核、切片，共置锅内，加水煎汤，调入白糖即成。每日 1 剂，连服 7~10 日。

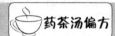

药茶汤偏方

橄榄茶治慢性咽炎

橄榄 2 克，绿茶 1 克。将橄榄连核切成两半，与绿茶同放杯中，冲入开水加盖焖 5 分钟后饮用。每日 1 剂，代茶常饮。

金莲花茶治急、慢性咽炎

金莲花 5 克，放入杯中，用沸水冲泡，代茶饮。每日 1 剂，可常饮。

合欢花胖大海茶治急、慢性咽喉炎

合欢花、绿茶各 3 克，胖大海 3 个，冰糖适量。将上 4 味放入杯中，用沸水冲泡，代茶饮。每日 1 剂，可常饮。

合欢花桔梗茶治慢性咽炎咽喉肿痛、痰多

合欢花 15 克，桔梗、甘草各 10 克。将此 3 味混匀，分 2 次放入杯中，用沸水冲泡，代茶饮。每日 1 剂，可长期坚持饮用。

金银花麦冬茶治肺热型慢性咽炎

金银花、麦冬各 10 克，胖大海 2 个。将此 3 味一同放入杯中，用沸水冲泡，代茶饮。每日 1 剂，可常饮。

银冬桔梗茶治慢性咽炎咽喉肿痛、口干口渴

金银花、麦冬各5克，桔梗、甘草各6克。将此4味共制粗末，放入杯中，用沸水冲泡，代茶饮。每日1剂，可常饮。

蜂蜜泡茶治急性咽炎咽喉肿痛

茶叶适量，纱布包好，用沸水冲泡，稍浓，凉后加适量蜂蜜搅匀，每隔半小时以此液漱喉并咽下。一般当日可见效，数日即愈，愈后再含漱3日巩固效果。

口含玄参治慢性咽炎无痰发痒

找玄参一小片，每晚临睡前含在齿边或舌下，放一整夜，早起后吐掉。长期坚持可逐渐根治慢性咽炎。

外用偏方

按摩治慢性咽炎

每天早起后，在左手掌心涂上3~4滴风油精，沿顺时针方向按摩咽喉部位20~30次。2~3个月后，慢性咽炎可大为好转。

腮腺炎 仙人掌外敷可消肿

腮腺炎是由腮腺炎病毒引起的急性呼吸道传染病，表征就是腮腺的非化脓性肿胀、疼痛和发热。腮腺炎多发于 5 ~10 岁的儿童。中医学称腮腺炎为"痄腮"，属于"温毒""大头瘟"的范畴，治疗以清热解毒为主。

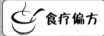 食疗偏方

万寿菊银花粥治腮腺炎

万寿菊、金银花各 15 克，粳米 60 克，白糖适量。将前 2 味水煎去渣，再入洗净的粳米煮为稀粥，加糖调食。每日 1 剂，连服 7 ~10 天。

金银花粥治小儿腮腺炎

金银花干品 15 ~ 30 克，粳米 30 ~50 克，冰糖适量。将金银花水煎取汁，与冰糖共入煮熟的粳米粥内，再煮一二沸即成。每日 1 剂，分 2 ~3 次服用，连服 7 ~10 天。

绿豆黄豆汤治小儿腮腺炎

绿豆 160 克，黄豆 180 克，红糖 120 克。将前 2 味洗净，加水煮烂，调入红糖，随意食用。每日或隔日服用 1 剂，连服 3 ~5 天。

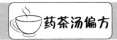 药茶汤偏方

桑菊竹叶茶治腮腺炎

桑叶、菊花各 5 克，竹叶、白茅根各 30 克，薄荷 3 克，白糖适量。将此 5 味共制粗末，放入茶壶中，冲入沸水，泡 10 ~ 15 分钟，加入白糖调匀，代茶饮。每日 1 剂，连服 7 ~ 10 天。

金银花板蓝根茶治腮腺炎发热、疼痛

金银花 10 克，板蓝根 30 克，薄荷 5 克。将此 3 味放入杯中，用沸水冲泡，代茶饮。每日 1 剂，连服 7 ~ 10 天。

绿豆银花汤治腮腺炎恶寒发热、鼻塞流涕

绿豆、金银花、芦根、鱼腥草各 30 克，白糖适量。将绿豆去杂、洗净，金银花、芦根、鱼腥草洗净。锅内加水适量，放入金银花、芦根、鱼腥草，文火煮沸 15 分钟，去渣，加入绿豆煮至烂熟，调入白糖即成。每日 1 剂，连服 3 ~ 5 天。

绿豆马齿苋汤治腮腺炎肿胀、疼痛、发热

绿豆 30 克，鲜马齿苋 50 克，白糖适量。将绿豆去杂、洗净，马齿苋洗净、切碎。锅内加水适量，放入绿豆煮至八成熟时，加入马齿苋，再煮 3 ~ 5 分钟，调入白糖即成。每日 1 剂，分 2 次服下，连服 3 ~ 5 天。

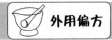 外用偏方

仙人掌外敷治腮腺炎

将仙人掌剪下 1 块，去刺，捣碎成糊状，敷在患处。每日换药 1 次，连敷 3 ~ 5 天即可消肿。

马铃薯治腮腺炎

马铃薯 2 个，洗净后削皮，蒸熟，然后放在果汁机中加水打汁。取汁 500 毫升，加入适量蜂蜜，调匀后服下。另取生马铃薯打烂成泥，加 1 勺醋，厚厚地敷在患处，用纱布覆盖，最后用胶带固定。约半小时后再换 1 帖。如果半小时内马铃薯泥发热或干燥，则用棉花棒蘸马铃薯汁涂在纱布上，让其随时保持潮湿、低温。约 3 个小时后再喝 500 毫升的马铃薯汁。一般内服加外用 2 天即能治愈。

甲状腺肿大　鲜柿子挤汁调服能消肿

单纯性甲状腺肿大是因缺碘，甲状腺素分泌相对不足，引起甲状腺代偿性弥漫性增生肥大或结节性肿大。有地方性和散在性两种，一般不伴有甲状腺功能的改变。中医学认为，本病的发生与水土、情志等密切相关。属于"瘿瘤"的范畴，治疗以理气化痰、消瘿散结为基本原则。

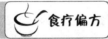

鲜柿子治甲状腺肿大

取刚成熟的鲜柿子 1 个，蜂蜜适量。柿子洗净，去柄，捣烂挤汁。将柿子汁放入锅中煮沸，文火煎成浓稠膏状，加入等量蜂蜜，搅匀，稍煎，停火待冷却后装瓶备用。用时每取 1 汤匙，以沸水冲饮，每日 2 次，连服7 ~ 10 天。鲜柿子含碘量丰富，治疗缺碘引起的甲状腺肿大疗效显著。

绿豆海带汤治缺碘性甲状腺肿大

绿豆 60 克，粳米、海带各 30 克，陈皮 6 克。将海带泡软、洗净切丝，与绿豆、粳米、陈皮加水共煮至绿豆开花，加红糖或盐调味，喝汤吃米、豆。每日 1 次，2 周为 1 个疗程。

蒜泥裙带菜治甲状腺肿大

鲜裙带菜 300 克，蒜泥、姜末、精盐、味精、香油、米醋各适量。将裙带菜去杂洗净，切成小块，放入盘内，加蒜泥、姜末、精盐、味精、香油、米醋拌匀即成。每日 1 剂，连服 7 ~ 10 天。

紫菜萝卜汤治甲状腺肿大

紫菜15克，白萝卜250克，陈皮2片，精盐、味精各适量。将紫菜撕碎、洗净，白萝卜洗净、切丝。锅内加水适量，放入萝卜丝、紫菜、陈皮片，武火烧沸，改用文火煮15分钟，拣出陈皮，调入精盐、味精即成。每日1剂，连服10～15天。

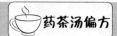

贝母赤芍治甲状腺肿大

白芷15克，贝母、金钱花、甘草、天花、防风、山甲各5克，乳香3克，归尾、陈皮各2.5克，赤芍、皂刺、没药各1.5克。将这些药材加2碗水煎至1碗后将药液倒出，再向药渣中加1碗水煎成半碗，倒出。然后将两次的药液混合在一起，再分成2份。每日1剂，分早、晚饭后2次服用，轻者约服用10剂，重者约服用15剂可见效。

海藻饮治甲状腺肿大

海藻50克，白糖25克。将海藻洗净切碎，放入锅内，加水400毫升，武火烧沸，再用文火炖煮25分钟，放入白糖即成。每日1剂，代茶常饮。

海藻昆布饮治甲状腺肿大

海藻30克，昆布、贝母、当归各15克，半夏、陈皮、川芎、连翘各10克，甘草、青皮各6克。水煎服。每日1剂，连服7～10天。

落枕　指压穴位治落枕

落枕，也称为"失枕"，是一种常见病，好发于青壮年。通常入睡前并没有任何症状，然而晨起后却感到项背部明显酸痛、颈部活动受限。这说明落枕的发病与睡眠姿势有密切的关系。

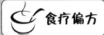

葛根粥治落枕

葛根 30 克，粳米 60 克。将葛根置于砂锅中，加入适量清水煎煮，去渣取汁，与粳米一同煮粥。每日 1 剂，分早、晚 2 次食用，连服 5～7 天。

桃仁冬瓜粥治落枕

桃仁 10 克，冬瓜 20 克，粳米 100 克。将桃仁捣烂如泥，绞取汁液，与冬瓜、粳米一同置于锅中，加水煮至粥成即可。每日 1 剂，分早、晚 2 次食用，连服 5～7 天。

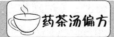

葛根赤芍汤治落枕

葛根、赤芍各 12 克，麻黄 6 克，桂枝 10 克，甘草 4 克，生姜 3 片，大枣 3 个。水煎服。每日 1 剂，分 2 次服用，连服 5～7 天。

黑豆白芷饮治落枕

黑豆、白芷各 20 克，白糖适量。将黑豆、白芷分别洗净，置于锅中，加清水 500 毫升，武火煮开 5 分钟，改文火煮 30 分钟，滤渣取汁，加白糖饮用。每日 1 剂，分 2 次服用，连服 5 ~ 7 天。

月季花饮治落枕

月季花 5 克，红糖适量。将月季花洗净，置于锅中煎煮取汁，加红糖饮用。每日 1 剂，分 2 次服用，连服 5 ~ 7 天。

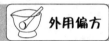 外用偏方

指压掌穴治落枕

双手手掌背面，食指和中指骨缝下 1/3 处，各有一处落枕点。用大拇指直立切压落枕点，顺着掌骨间隙上下移动按压，左右手两穴轮流操作，约 2 ~ 3 分钟，症状就会立即消失，急性落枕一次即可缓解。

揉按痛点解落枕

用手在颈部肌肉疼痛点上推揉 10 下，以放松肌肉，缓解痉挛。一手扶头顶，另一只手拇指按压颈部的疼痛点，两手相配合，做颈部屈伸运动数次即可缓解。

指压承山穴治落枕

落枕后按压左右腿上的承山穴（足跟微微上提，小腿后侧肌肉浮起的尾端），取压痛明显的一侧，用指压法按压，力度以能够忍受为限。同时活动颈部，活动幅度由小到大逐渐加强。指压时间一般在 15 ~ 20 分钟左右，每日 1 次，直至病愈。

转脖子防治落枕

每天坚持活动脖子：开始两臂侧平举与肩平，再把手弯向前胸握拳，拳心向下，耸肩缩颈，然后脖子慢慢转到左边看到肩，从左边慢慢转到右边，再转回到左边。重复 7～8 次。每天要坚持如此活动 1 次，可增强颈部健康。

醋敷法治落枕

食醋 100 克，加热至不烫手为宜，然后用纱布蘸热醋在颈背痛处热敷，可用两块纱布轮换进行，保持痛处的湿热感，同时活动颈部。每次 20 分钟，每日 2～3 次，2 日内即可治愈。

肩周炎 螃蟹捣烂外敷好

肩周炎，俗称"凝肩""五十肩"，以肩关节的疼痛和活动不便为主要症状。肩周炎的好发年龄在50岁左右，女性发病率略高于男性，多见于体力劳动者。如果得不到有效的治疗，有可能严重影响肩关节的正常活动。

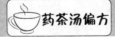

食疗偏方

丝瓜粉治肩周炎

丝瓜洗净后连皮切成小薄片，放在太阳下晒干，晒到极干的时候用小椿臼研成粉末。每日三餐后30分钟以开水送服约3小汤勺。通常一周内即可见效。为巩固效果，此后可每星期再服用1~2次。

桑枝鸡汤治肩周炎

老桑枝60克，老母鸡1只，盐少许。将桑枝切成小段，与鸡共煮至烂熟汤浓，加盐调味，饮汤吃肉。每日1剂，连服10~15天。

药茶汤偏方

通络止痛汤治肩周炎

桑枝、鸡血藤各30克，丹参、威灵仙各15克，桂枝、川芎、橘络、丝瓜络、香附各12克。水煎服。每日1剂，连服5~7天。

黄芪桂芍汤治肩周炎

黄芪 30 克，白芍 15 克，桂枝、防风、威灵仙、羌活各 10 克，当归、桑枝各 12 克，甘草 6 克。水煎服。每日 1 剂，分 2 次服完，连服 5~7 天。

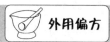

外用偏方

敷蟹泥治肩周炎

活螃蟹 1 个，在清水中泡半天，待其腹中泥沙排完，取出捣成肉泥后摊在粗布上，贴敷在肩胛最疼的区域。晚上贴，第 2 天早上取掉，连敷 2~3 次即可见效。

中药敷治肩周炎

生川乌、生草乌各 100 克，樟脑末 120 克，米醋适量。将生川乌和生草乌晒干或用微火烘干，研成细末，加入樟脑末，用米醋调匀，稍蒸热后敷于患处。每日换药 1 次，连敷 4~5 次即可缓解。

热盐熨烫治肩周炎

大盐粒 500 克，炒热，装入布口袋里捆结实，放在肩部患处熨烫，热度以感觉舒适为度。每日 1 次，每次 20 分钟以上，一般 1~2 次即可缓解疼痛。

高血压　醋泡花生降压又降胆固醇

高血压，发病原因尚不明晰，但通常认为是和长期的精神压力与遗传因素有关，由此可分为原发性高血压和继发性高血压两种。

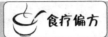

食疗偏方

醋泡花生治高血压

带衣的生花生半碗，用好醋倒入满碗，放冷藏室贮存、浸泡7天后取出。每晚服用7粒醋泡花生米，血压降下来之后可以间隔数日服用。食用后要及时漱口，否则对牙齿不利。另外，高脂血症患者、胆囊切除者及消化不良、胃酸胃痛、跌打瘀肿者不宜用此方。

花生壳降血压、降胆固醇

干花生壳120克，煎服，20天为1个疗程。或将干花生壳烤干研成粉末，每日口服3次，每次2克，20天为1个疗程。

菠菜拌海蜇治高血压面赤、头痛

菠菜根100克，海蜇皮50克，调味料适量。将海蜇皮洗净切丝，用开水烫过，与同样用开水烫过的菠菜加调味料拌匀即可随意食用。

松花淡菜粥治高血压耳鸣、眩晕、牙齿肿痛

松花蛋1个，淡菜40克，粳米50克。将松花蛋去皮，淡菜浸泡洗净，然后同粳米共煮粥，可加少许盐调味，食蛋、菜，喝粥。每早空腹用，连

服 7～10 天。

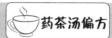

玉米须煎饮治高血压

玉米须约 60 克，晒干、洗净。水煎服。每日 1 剂，分 3 次服用，连服 7～10 天。

杜仲茶治高血压腰腿疼痛

杜仲叶、绿茶各 200 克。共制粗末，用滤纸袋分装，每袋 10 克。每日取 1 袋冲服，代茶常饮。

冰糖醋降血压

食用醋适量，加入砸碎的冰糖，搅拌使之溶化，加到冰糖不再溶化为止。每日早、晚饭后饮 1 汤匙，可长期服用。患有消化性溃疡或胃酸过多者不宜食用。

花生全草汤降血压、降胆固醇

花生全草 50 克，要选整株干品。将花生全草切成小段，泡洗干净，煎汤代茶饮。每日 1 剂，血压正常之后改为不定期服用。

马齿苋治高血压

新鲜马齿苋 250 克，洗净、切碎，加水 10 碗煎至 5 碗，代茶饮。每日 1 剂，每周至少 5 剂，可长期服用。

红花柿叶温和降血压

红花 10 克，柿叶 40 克，人参、当归、三七各 100 克。将前药研成细末，放入瓶中贮存，每日早、晚饭前各服 5～10 克，以开水送服，不可间断。通常在半个月后能将血压降下来。此后仍应长期服用，让血压稳定在正常范围内。孕妇不可服用。

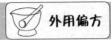 外用偏方

捏指治高血压

掐捏左手小指根部。每次 3 分钟，每日 1~2 次。疗效立竿见影，且没有副作用。发热或手指受伤时暂停操作。

泡脚刮痧治高血压

每天晚上睡前用 40℃温水泡脚，水要没过脚踝。在泡的过程中，不断地向盆内注入热水，使水温始终保持在所能接受的较高温度。时间要在 30 分钟以上，以手心微微出汗为度。泡完脚后，再用刮痧工具刮涌泉穴（足前部凹陷处第 2、3 趾趾缝纹头端与足跟连线的前 1/3 处）300 下，百会穴（头顶正中线与两耳尖连线的交叉处）300 下。

低血压　生吃胡萝卜来升压

低血压是指体循环动脉压力低于正常的状态，但其诊断尚无统一标准。一般认为成年人上肢动脉血压低于 90/60mmHg 即为低血压。根据病因，低血压可分为生理性低血压和病理性低血压。

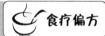

食疗偏方

生吃胡萝卜治低血压

每天 1 根胡萝卜，切成小块生吃。同时吃一些胡萝卜叶，将叶洗干净，用凉开水泡一下直接生吃，也可以将胡萝卜叶在开水中快速烫一下，蘸酱油吃。长期食用，血压会逐渐回升。

红枣栗子鸡治低血压

红枣 15 个，栗子 150 克，鸡腿肉 400 克，各调味料适量。将红枣去核洗净，鸡腿肉洗净切块，栗子去壳洗净。锅中热油，放入鸡块大火煸炒，加调料煸炒至八成熟，倒入适量水，加入红枣、栗子焖熟即可。每日 1 剂，随餐食用，可常食。

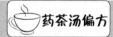

药茶汤偏方

枸杞子山楂汤治低血压

枸杞子、白糖各 30 克，山楂 20 克，五味子 10 克，大枣 9 个。将枸杞子、五味子洗净;山楂洗净,剖开去核;大枣洗净去核。锅内加水适量,放入枸杞子、山楂、五味子、大枣,武火烧沸,改用文火煮20~30分钟,调入白糖即成。每日1剂,分2~3次服食,10天为1个疗程。

人参冰糖莲子汤治低血压

人参、莲子各10克,冰糖30克。水煎,吃莲子肉饮汤。每日1次,连服3次。

陈皮核桃仁治低血压

陈皮15克,核桃仁20克,甘草6克。水煎服。每日2次,连服3日。

外用偏方

牡桂水泡脚治低血压

制附片、熟地黄、山萸肉各10克,牡桂、淫羊藿、枸杞子各9克,补骨脂、黄精各12克。将上药加适量清水浸泡20分钟,煎数沸,取药汁和1500毫升热水同入脚盆中,先熏蒸足部,待温度适宜时泡脚。每天2次,每次40分钟,20天为1个疗程。

按揉足底治低血压

双手随意揉压足底,足底各个区域都要揉压到,重点按揉涌泉穴(足前部凹陷处第2、3趾趾缝纹头端与足跟连线的前1/3处),力度稍大些,每天3~4次,每次15分钟左右。也可用空可乐瓶或拳头轻轻敲打足底,每日1次,每次15~20分钟。

高脂血症　山楂降血脂有奇效

高脂血症俗称"高血脂"，是指血脂水平过高，可直接引起一些严重危害人体健康的疾病，如动脉粥样硬化、冠状动脉粥样硬化性心脏病、胰腺炎等。高脂血症分为原发性高脂血症和继发性高脂血症两类。原发性高脂血症与先天遗传有关，继发性高脂血症多发生于代谢性紊乱疾病，或与其他因素，如年龄、性别、季节、饮酒、吸烟、饮食、体力活动、精神压力、情绪活动等有关。

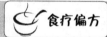

食疗偏方

洋葱头降血脂

每日 1 个小洋葱头佐餐生食，连服 1~2 个月，可降血脂。

葱白防治动脉硬化症

葱白、蜂蜜各 60 克，葱白捣碎，与热熟蜂蜜拌匀，放入开水煮过的瓶内备用。每日 2 次，每次半汤勺，只喝蜜汁不吃葱，连续服用 30 天。

猪肉枸杞子汤降血脂

瘦猪肉 250 克，枸杞子 15 克，精盐、黄酒、葱、姜、胡椒粉适量。将猪肉洗净，切丝；枸杞子去杂，洗净；葱切段；姜切片。锅内热油，放入肉丝、葱、姜、黄酒、盐煸炒，注入清水，放入枸杞子煮至肉熟烂，调入精盐、胡椒粉即可。每日 1 剂，常服有效。

百合芦笋汤降血脂

百合 50 克，罐头芦笋 250 克，黄酒、味精、精盐适量，置于锅内同煮，开锅数分钟后即可取出食用。每日 1 剂，常服有效。

玉米面粥降血脂

玉米面 100 克，粳米 75 克。先将粳米洗净放入开水锅中熬煮至八成熟时，再将用凉水调和的玉米面放入锅中熬至粥熟即可。每日 3 餐温热食用，可长期食用。

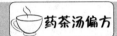

药茶汤偏方

山楂饮治高血脂

山楂 20 克，草决明、丹参各 15 克。将此 3 味先用 4 碗水浸泡半小时，再用中火煎至 3 碗。每日 1 剂，分早、中、晚 3 次饭后半小时服用，连服 10 ~ 15 天。

灵芝饮治高血脂

干品灵芝菌 10 克，加水 400 毫升，文火煎 15 分钟，煎至 300 毫升，代茶饮。每日 1 剂，连服 1 ~ 2 个月，降脂效果较好，且无副作用。

草决明汤降胆固醇

草决明 50 克，加水煎服。每日 1 剂，分 2 次服用，连服 1 个月可使胆固醇逐渐降至正常水平，再继续服用 1 ~ 2 个月，可巩固疗效。

荷叶茶防治高血脂

干荷叶 1 片，撕成碎片，放在杯中冲入开水，泡 10 分钟，即可饮用。喝完第 1 杯，荷叶还可再泡第 2 次，第 2 次喝完后把旧荷叶去掉，再重新泡。如此每天约喝 8 杯，连喝 10 ~ 15 天。

薄荷茶降胆固醇

干品金钱薄荷 200 克，干品绞股蓝 100 克，绿茶 25 克。前 3 味用 7 碗水慢慢熬成 2 碗的量。每日早、晚饭前各喝 1 碗，连续服用 2 周，以后可以每周服 2 次。

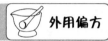

外用偏方

丹参泽泻水泡脚治高血脂

丹参、泽泻、怀山药、生山楂、桑椹各 30 克。加适量水煎汤，倒入脚盆，兑适量热水，先熏蒸后泡脚。每天 1 次，每次 40 分钟，35 天为 1 个疗程。

山楂大黄水泡脚降血脂

生山楂、大黄、泽泻各 30 克，白萝卜 60 克，鲜橘叶 15 克。加适量水煎汤，倒入脚盆，兑适量热水，先熏蒸后泡脚。每天 1 次，每次 40 分钟，3 天为 1 个疗程。

胃酸 乌贼骨治胃酸简单又有效

胃酸烧心是消化系统最常见的症状之一，是一种位于上腹部或者下胸部的烧灼样疼痛感，同时伴有反酸。多数人胃酸烧心是由于进食过快或者过多，但是有些人即使非常注意也还是会经常烧心，还有些人在进食了特定的食物后会烧心。

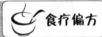 食疗偏方

乌贼骨蛋壳粉治胃痛吐酸水

乌贼骨 60 克，鸡蛋壳 10 个。将蛋壳在锅中炒黄后与乌贼骨共研为细末，温开水送服。每日 3 次，每次 5 克，连服 7~10 天。

墨鱼骨治胃酸

取墨鱼硬骨洗净擦干，用锡纸包起来，放在烤箱中烤至表皮泛黄即可；还可直接放在锅中用文火慢烤，并随时翻动，待两面呈金黄色即可。冷却后用不锈钢汤勺从较柔软的一面慢慢刮粉，放置在有盖的玻璃瓶中贮存备用。使用时可取 2~3 药勺墨鱼骨粉，以开水冲服。每日 1~2 次，大约连续服用 1 周即能改善胃酸。

仙人掌根炖猪肚治长期胃酸

仙人掌根 50~100 克，洗净、切片，与半个洗净的猪肚一起放进电锅，加 3 碗水，炖煮 1~2 小时，让猪肚完全烂透，炖好后，吃肉喝汤。每日 1 剂，可分为几份，饭前食用。轻者吃 3~5 剂，重者吃 7~8 剂。

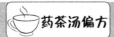

红枣姜末治胃酸

干红枣 8~10 个，生姜末 50 克。将干红枣烧至半焦状，加入生姜末，共置于罐中，添清水 400 毫升煎汤服用。每日早、晚各 1 剂，连服 3 天即可见效，一般 5~7 天为 1 个疗程。

核桃姜汤治胃酸

核桃仁 3 个，老姜 1 块。先将老姜拍碎煮成姜汤，约 1 碗左右，凉后配生核桃仁嚼食。每天食用 1 次，最好在饭前食用，连续服 1 个月。如果没有生核桃仁，炒熟的也可食用，但生核桃仁的药效更理想。

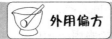

按压穴位治胃酸

以拇指或食指端部按压双侧足三里穴（小腿前外侧，当犊鼻下 3 寸，距胫骨前缘一横指），指端附着在皮肤上不动，力量由轻渐重，连续均匀地用力按压。每日 1 次，每次 20 分钟以上，可长期按压此穴。

痢疾 葡萄生姜蜂蜜茶治久痢

痢疾是中医病证名，以大便次数增多、腹痛、里急后重、痢下赤白黏冻为症状，是夏秋季节常见的传染病。痢疾的主要致病因素是外感时邪疫毒、内伤饮食不洁，应该根据不同病症有针对性地进行治疗。

食疗偏方

大蒜白糖治痢疾、肠炎腹泻

大蒜 1 个，白糖 20 克。将大蒜去皮，切细末，用白糖拌匀。每日早、晚各服 1 次，饭前吞服，连续服用 7～10 天。

豆花煎鸡蛋治暑湿痢疾、腹痛吐泻

扁豆花 30 克，鸡蛋 2 个，盐少许。鸡蛋去壳打入碗中，与扁豆花搅匀，锅内油热后倒入鸡蛋液煎炒，撒少许盐调味即可。每日 1 剂，随餐食用，可常食。

荞麦苗拌蒜治红、白痢疾

荞麦苗 500 克，洗净，煮熟，加盐、醋和捣烂的大蒜泥菜拌食。每日 1 剂，可常食。

猪胆汁泡绿豆治红、白痢疾

猪苦胆 1 个，绿豆 100 克。绿豆碾碎研成细末，倒入猪胆汁浸泡多日。首次服 1 克，以后减半，每日 3 次，温开水送下，连服 7～10 天。

马齿苋绿豆汤治痢疾、肠胃炎

鲜马齿苋 200 克，绿豆 100 克。将马齿苋洗净后与绿豆共同煎汤服用。每日 1 剂，顿服，连服 3 ~ 4 次。

马齿苋粥治红、白痢疾

马齿苋 500 克，粳米 100 克。将马齿苋菜洗净，捣烂，用纱布绞出汁液，下粳米煮粥，空腹食用。每日 1 剂，连服 10 ~ 15 天。

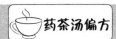 药茶汤偏方

葡萄生姜蜂蜜茶治各种痢疾

白葡萄汁 300 毫升，生姜汁 50 毫升，蜂蜜 100 毫升，茶叶 10 克。茶叶加水煎煮约 1 小时，兑入白葡萄汁、生姜汁、蜂蜜，搅拌均匀后一次性饮完。每日 1 剂，连服 3 ~ 5 天。

姜糖茶治红、白痢疾及细菌性痢疾

鲜姜 6 克，红糖 20 克，茶叶 15 克。以上 3 者以沸水冲泡半碗，待水浓时一次性喝完，再冲，连喝 2 次。每日 1 剂，情况严重者可以上午、下午各用 1 剂，每剂冲泡 2 次，连服 5 ~ 7 天。

山楂糖饮治红、白痢疾

山楂 30 克，红糖或者白糖 60 克。白痢疾用红糖，红痢疾用白糖，共煎服。每日 1 剂，常服有效。

石榴皮汤治红、白痢疾及急性细菌性痢疾

石榴皮 60 克，加水 200 毫升煎煮，煎至汤汁剩余约一半量时即可。每日 3 次，每次 20 毫升，连续服用 1 周。

枣树皮治急性痢疾、肠炎

将老枣树皮洗净、晒干，捣成碎末，温开水送服。每次 1 克，每日 3 次，儿童酌减，可连续服用 3~6 天。

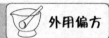 **外用偏方**

紫皮蒜泥治久痢不愈

久痢不愈时，可用紫皮蒜 3~4 瓣，捣烂成泥，敷在肚脐上，外面贴上纱布，再用胶布固定好。每天换药 1 次，1~2 天可见效。

鲜姜贴脐治小儿久痢不愈

将适量鲜姜剁成碎末，敷在肚脐处，再用橡皮膏封住即可。一般几小时后即可见效。

尿频尿急　地胆草猪肉汤来治疗

正常成人白天排尿4~6次，夜间0~2次，一旦次数明显增多，我们就称其为尿频。尿频既可以是生理性、神经性的，也可以是许多疾病的症状之一。导致尿频的原因较多，包括炎症、异物、精神因素、病后体虚、寄生虫病等。

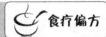

地胆草猪肉汤治尿路感染之尿急、尿频

鲜地胆草150克，猪瘦肉200克，姜丝、葱末、精盐、味精各适量。将地胆草洗净，切碎；猪瘦肉洗净，切丝。锅内加水适量，放入地胆草煎沸20分钟，去渣留汁，加入猪肉丝、姜丝、葱末，文火煎沸10分钟，调入精盐、味精即成。每日1剂，分2~3次吃完，连吃7~10日可见效。

白果猪肚治尿频

白果、猪肚各200克，盐适量。将猪肚处理干净，切段；白果洗净。将二者一起放入锅中炖1个半小时，待猪肚熟烂后加盐调味，不加其他佐料，餐中食用。炖1次吃2天，每周炖食2次，可长期食用。

糙米猪肚治儿童尿床、女性尿失禁

猪肚1个，糙米1碗。将糙米洗净，装进猪肚内，先把一头用棉线扎起来，然后加入3碗水，再把另一头用棉线扎起来，放在大碗或不锈钢锅中，再加1碗水，隔水文火炖2小时。炖好后吃米饭、猪肚，喝汤汁，1

天吃不完可分为 2～3 天吃。大约食用 2～3 剂即可见效。

绿豆芽粥治小便赤热、尿频

绿豆芽 150 克，粳米 100 克，白糖 50 克。将绿豆芽洗净，剁成碎末；粳米淘洗干净。锅内加水适量，放入粳米煮粥，将熟时加入绿豆芽末，再煮 2～3 沸，调入白糖即成。每日 1 剂，分 2 次服完，连服 7～10 天。

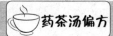

药茶汤偏方

竹节草治尿频尿急

将竹节草去根洗净，带叶剪成 1 寸长段，阴干或晒干，抓一大把煎煮，去渣饮水。每日 1 剂，连服 15～20 天见效。

补骨脂治尿频、尿失禁

补骨脂 250 克，炒干研成细末，50 克为 1 剂。每日早、晚饭后服用 5 克，以开水送服，5 天为 1 个疗程。

茱萸汤治尿频

茱萸、怀山药各 15 克，桑螵蛸 10 克，猪膀胱半个。将猪膀胱洗净后与各味药材放在炖锅或不锈钢锅中，加入 4 碗水、半碗米酒，炖 40 分钟，趁热分成 3 次吃肉喝汤。每天 1 剂，连续服 7～10 天即可见效。

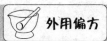

外用偏方

双手拍后腰治尿频

每天晚上睡前用左右手掌有节奏地拍打左右侧后腰部 150～200 下，需长期坚持。

按摩治前列腺炎尿频

稍用力按摩左右脚跟上面的两内侧，此为前列腺的足部反射区。每天按摩 2 次，每次 6~8 分钟，需长期坚持。

肾炎 急、慢性肾炎各有方

急性肾炎是肾小球肾炎的急性发作，多见于链球菌感染，其他细菌感染也可引发，儿童及青少年是多发人群，起病较急，主要临床症状有水肿、尿少、血尿、高血压等，少数患者可出现严重高血压、急性肾功能衰弱等表现。中医学认为，肾炎多由风邪外袭，或冒雨涉水、居处潮湿，或劳倦过度等因素，导致三焦气化功能失司而引起。

食疗偏方

赤豆鲫鱼桑白皮汤治急性肾炎

赤小豆90克，鲫鱼350克，桑白皮30克，生姜皮、陈皮各6克，料酒、胡椒粉、精盐各少许。将鲫鱼剖杀，去鳞、鳃及内脏，洗净；桑白皮、陈皮用干净的纱布包好；赤小豆洗净。将鲫鱼、药袋、赤小豆、生姜皮、料酒一同放入砂锅内，加水适量，武火烧沸，撇去浮沫，改文火煮1小时，拣出药袋，加入胡椒粉、精盐调味服食。每日1剂，连服5~7天。

黑鱼汤治急性肾炎

黑鱼300克，赤小豆30克，冬瓜150克，大葱5根。将黑鱼处理干净，大葱洗净切段，冬瓜洗净切块，赤小豆洗净。锅中加水适量，放入黑鱼、赤小豆、冬瓜、大葱，武火烧沸，改用文火煮40~50分钟。吃鱼喝汤，服后盖被取汗。每日1剂，连服5~7天。

冬瓜赤豆粥治急性肾炎

冬瓜 500 克，赤小豆 50 克，粳米 60 克。将冬瓜洗净，去皮、瓤，切成小块；赤小豆洗净，用清水泡软；粳米洗净。锅内加水适量，放入赤小豆、粳米煮粥，五成熟时加入冬瓜块，再煮至粥熟即成。每日 1 剂，分 2 次服完，连服 5~7 天。

花生红枣汤治慢性肾炎

花生 100 克，红枣 60 克。将花生洗净，红枣洗净、去核，加水适量，煮沸 15~20 分钟即成。每日 1~2 剂，连服 10~15 天。

车前草葱白粥治急性肾炎

车前草 60 克，葱白 1 根，粳米 60 克。将车前草洗净切碎，用干净纱布包好，葱白洗净切末，粳米淘洗干净。锅内加水适量，放入粳米、车前草袋、葱白末共煮粥，粥熟后拣出车前草袋即成。每日 1 剂，分 2 次服完，连服 5~7 天。

芋头红糖粥治慢性肾炎

芋头 150 克，红糖 60 克，粳米 100 克。将芋头去皮洗净，切成小块，粳米淘洗干净，加水煮粥，五成熟时加入芋头块，再煮至粥熟，调入红糖，搅匀即成。每日 1 剂，分 2 次服完，连服 15~20 天。

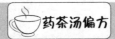

四季豆白茅根汤治急性肾炎

干品四季豆种子 100 克，白茅根 30 克，白糖 50 克。将白茅根水煎去渣，再入四季豆煮至烂熟，调入白糖即成。每日 1 剂，连服 5~7 天。

黑仲茅根汤治慢性肾炎之水肿、腰痛

黑豆100克，杜仲15克，白茅根30克，白糖适量。将杜仲、白茅根洗净，用纱布包起来，加水适量，加入黑豆，武火烧沸，改用文火再煮半小时，去药袋，调入白糖即成。每日1剂，分2次服完，连服10~15天。

豆壳瓜皮汤治急、慢性肾炎水肿及心脏水肿

蚕豆壳、红茶叶各20克，冬瓜皮50克。将上述各药放入砂锅内，加水3碗煎至1碗，去渣饮。每日2剂，连服5~7天。

便秘　冬吃萝卜夏喝蜂蜜

便秘是临床常见的一种复杂症状而非一种疾病，主要表现为排便次数减少、粪便量减少、粪便干结、排便费力等。对于便秘的判断，必须要结合个人平时排便的习惯、粪便的性状及排便时有无困难来综合考虑。如果便秘时间超过 6 个月，即为习惯性便秘。

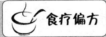 食疗偏方

冬吃萝卜夏喝蜜治习惯性便秘

每年 10 月至第 2 年 4 月，把萝卜洗净切成小块，用清水煮，不要煮得太熟太烂，煮时不加盐。每天取 250 ~ 500 克与晚饭同食。夏秋季节，则可改为喝蜂蜜，每晚睡前喝 1 汤勺蜂蜜，加温开水 1 小杯，蜂蜜中不加任何其他食品。长期坚持可改善习惯性便秘。

蒸老倭瓜治便秘

将黄色的老倭瓜去籽，带皮洗净，切段，上屉蒸熟，晾凉后食用，一般 12 小时之内就能使大便通畅自如。

紫菜治便秘

紫菜 100 克，香油 2 小勺，酱油、味精各适量。每晚饭前半小时，用开水冲泡 1 碗紫菜汤，加香油、酱油、味精调味，温服，一般第 2 天即可通便。

核桃治习惯性便秘

每晚睡前取 5 个核桃，砸壳取肉，细细嚼，以开水送服。大便通后每晚仍食 3~5 个，连服 1~2 个月。

马铃薯治习惯性、老年性便秘

马铃薯 100~150 克，去皮洗净，捣烂取汁，每天早晨及午饭前喝 30~50 毫升。还可取拳头大小当年产新鲜马铃薯 1 个，擦丝，用干净白纱布包好挤汁，加凉开水及蜂蜜少许，兑成 50 毫升左右，清晨空腹饮用。连服半个月。

大蒜、黑芝麻治恶性便秘

大蒜 2~3 个，黑芝麻 100 克。将黑芝麻炒香；大蒜剥好，捣成蒜泥。将二者混合当成晚饭佐餐，全部吃完。每日 1 剂，一般 2~3 次即可缓解症状。

药茶汤偏方

草决明治习惯性便秘

草决明 100 克，微火炒一下，每日取 5 克放入杯内用开水冲泡。可加适量白糖，泡开后饮用，喝完后再续冲 2~3 杯。一般连服 7~10 天即可见效。草决明有降压明目的作用，血压低的人不宜饮用。

糖茶通便治病后大便不通

茶叶 3 克，红糖 5 克，开水冲泡 5 分钟后饮用。每顿饭后饮 1 杯，至大便通畅为止。

醋蜜治便秘解腰痛

苹果醋与蜂蜜以 3：5 的比例混合，搅拌均匀使蜂蜜溶解，放入瓶内，保存在冰箱冷冻室。喝时倒出 2 勺，以凉开水冲调，每日 1 次，沐浴后饮服，连服 7 ~ 10 天。

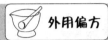 外用偏方

按摩胸脐治便秘

用右手从心窝顺摩而下，摩至脐下，上下反复按摩 40 ~ 50 次，一般按摩 1 ~ 2 次，腹中便开始作响且有温热感，则大便可通。按摩时要闭目养神，放松肌肉，切忌过于用力；按摩之前可适量喝一点蜂蜜水。

指压肚脐治便秘

便秘时以左手中指按压肚脐稍左侧，至有明显的酸胀感时，按住不动，坚持 1 分钟左右即有便意，然后屏气，增加腹内压，即可顺利排便。

按压气海穴治便秘

将双手的中指和无名指放于气海穴（体前正中线，脐下 1.5 寸处），按压 50 ~ 100 次，然后双手重叠放在肚脐上，最好不隔衣服，先顺时针、后逆时针方向各按摩 30 次，可帮助大便排出。

捶背治便秘

大便前，单手握拳用力捶背 10 余下；大便时，再轻轻捶背 10 余下，大便则易排出。

腹泻 大蒜、苹果疗效好

腹泻是一种常见病症，是指排便次数明显超过平日习惯的频率，粪质稀薄、水分增加，分为急性腹泻和慢性腹泻两种。腹泻通常伴有排便急迫感、肛门不适、排便失禁等症状。

食疗偏方

熟蒜头治饮食不洁之腹泻

大蒜5~6瓣，剥皮后放在炭火下煨，时时翻动，不使烧焦，约1分钟后取出，待晾微热后即可嚼食。成人一次全部吃完，儿童减半，每日1剂，一般1~2天可见效。给小儿吃一定要烤熟，否则会有辣味，小儿难以接受。

蒸苹果治小儿腹泻初起

苹果1个，洗净，放入碗中隔水蒸至熟软，去掉外皮食用。每日1个，一次吃不完可分3~5次吃完，连吃7~10天。

炮姜粥治受寒湿之腹泻

炮姜6克，白术15克，糯米30克，花椒、大料少许。炮姜、白术、花椒、大料用纱布包好，先煮20分钟，下糯米再煮至粥熟即成。每日1剂，分3次服，连服1~2周。

鲜笋粥治久泻、久痢、脱肛

鲜竹笋1个，粳米100克。将鲜竹笋去皮洗净，切碎，同粳米一起煮粥食用。每日 1 剂，分早、晚 2 次服完，连服 5 ~ 7 天。

萝卜陈皮汤治夏季腹泻

鲜白萝卜 500 克，陈皮 20 克，加 1000 毫升水熬汤。每日 1 剂，分 2 次服完，一般服 2 ~ 3 剂即能止泻。

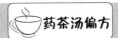

大蒜茶叶治急性腹泻

大蒜 1 个，茶叶 1 汤匙。将大蒜切片，连茶叶，加水 1 大碗，烧开后再煮 1 ~ 2 分钟，温时服下，2 ~ 3 次即可缓解因受凉、饮食不当引起的急性腹泻。

醋茶治长期腹泻

因胃寒、慢性肠炎等引起的非细菌性长期腹泻，可沏一杯绿茶或花茶，泡好后去渣，滤出茶汤，放入一大汤匙醋，将醋茶喝下。茶叶不用换新，可连续加醋冲泡 3 次，一般一天连喝 3 杯醋茶，第 2 天腹泻即止。

薯芡茶治慢性腹泻

山药、芡实各 200 克，扁豆 100 克，三者捣碎和匀，用沸水冲泡，代茶饮。每日 30 克，7 天为一个疗程。

乌梅山楂茶治习惯性腹泻

乌梅 3 个，山楂膏 15 克，以 2 碗水煮至 1 碗半。每日 1 剂，分 2 次服，次日再服 1 剂即可见效。

扁豆汤治脾气虚弱之腹泻

炒扁豆 20 克，党参、怀山药各 25 克，茯苓、炒白术、焦内金各 15 克，防风 10 克，豆蔻仁 5 克。加水煎服，每日 1 剂，连服 5 ~ 7 天。

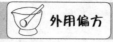

白胡椒粉敷肚脐治腹泻

将白胡椒粉敷于肚脐上，再用消毒棉纱盖住，最外面用伤湿止痛膏封住，几小时后脐内有水分排出，腹痛、腹泻即可止。

烟灸梁丘穴快速止泻

外出因受寒或饮食不洁出现急性腹泻，身边无药时，可尽快找一支香烟，点燃后将燃着的一头对准梁丘穴（大腿前外侧，膝盖骨上方三横指处）灸。香烟离穴位的距离以感到烫为宜，但又能忍受为度。一支香烟燃尽后可连续燃另一支。一般连续灸5分钟左右即可止泻，缓解腹痛感，当日大便次数减少，第2天即可恢复正常。

痔疮　马齿苋水煎熏洗患处可见效

痔疮是一种位于肛门部位的常见疾病，任何年龄均可发病，随着年龄的增长发病率也会有所增高。痔疮的诱发因素有很多，其中便秘、长期饮酒、进食大量刺激性食物和久坐久立是主要诱因。

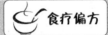　食疗偏方

马齿苋炖猪肠治痔疮

新鲜的马齿苋 150 克，猪大肠约 15 厘米长。将马齿苋洗净、切碎后塞入洗净的猪大肠内，两头用棉线扎紧，放在锅中炖，大约半小时即可。每日 1 剂，晚饭前服用，连服 7～10 天。

蜂蜜、香油治痔疮

柿饼 1 个（约 250 克），蜂蜜、香油各 250 克。用香油炸柿饼至七成焦黄，捞出冷凉，捣碎，加入蜂蜜和剩余香油拌匀，分为 3 等份，每天晚上用白开水冲服 1 份，连服 3 晚，然后再重制食用。连续服用半个月可见效，如未见好转继续服用。

空心菜治外痔

空心菜 2000 克，洗净、切碎、捣汁，将汁放入锅中用武火烧开，再用文火煎煮浓缩，至煎液较稠厚时加入蜂蜜 250 克，再煎至稠如蜜时停火，待冷却后装瓶备用。每次 1 汤匙，以沸水冲化饮用，每日 2 次，连服 5～7 天。

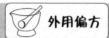 药茶汤偏方

马齿苋原汁治痔疮

马齿苋 250 克，洗净，用凉开水冲一下，打汁服用。如果是原汁则每天睡前喝 1 碗，如果是加水打成的汁则需每天服 1 碗半。痔疮严重者，服原汁大约半天即可止痛、消肿，连续服 1 周可见显著疗效。之后改服用马齿苋炖猪肠，继续服用 1 周之后，可基本痊愈。

艾叶生姜饮治痔疮出血

生姜 6 克，艾叶 15 克，加水 300 毫升，煎至 150 毫升时停火，趁热喝下，可治痔疮出血。每日 1 剂，连服 3~5 天。

外用偏方

马齿苋治痔疮

取适量马齿苋，水煎，稍凉后熏洗患处，一般 5~6 次即可见效。

韭菜汤熏治痔疮

新鲜韭菜 100~200 克，洗净、切段后放入盆内，用开水冲泡成汤，坐在上面先熏后洗。每日 1 次，每次 20 分钟以上，如此 3~5 次即可见效。

艾草治痔疮

全株艾草 10 株，剪成数段，放在盆中，加海盐 25 克，水适量，煮沸。以热气熏患处 5 分钟，待水温降低再坐浴 5 分钟。一剂药可用 3 天，每晚临睡前用一次，10 天左右便可缓解。

臭椿治痔漏

鲜臭椿树枝 1 把，去掉叶子洗净，放在铁锅中煮 2~3 沸，然后捞出树

枝，将水盛在盆中，先熏患处，待到不烫手时用药棉或干净白布、毛巾蘸水洗肛门。每日1次，每次10分钟以上，连用7~10天。

蓖麻叶汁治内外痔

蓖麻叶1片，切碎，用刀背剁烂，挤汁放在容器中，每次以药棉蘸药汁擦患处。每日3~5次，1周可愈。蓖麻不可食用，所以用过的砧板和刀均应洗净。

桃叶治痔疮

鲜桃叶适量，捣烂如泥，铺在纱布上约半厘米厚。清洗患处后，将药纱布贴敷于痔疮上，外用脱敏胶布固定。每隔46小时换1次药，连用1周。痔疮出血者不宜使用此法。

敷土豆片治痔疮

土豆洗净后切3~5片薄薄的片，摞在一起睡前敷贴在痔疮上，盖一层纱布，用胶布条固定好，次日早取下，土豆片呈干褐状，连续敷2~3天可治愈。

脱肛　石榴皮明矾煮汤熏洗治肛门脱垂

脱肛是指直肠或直肠黏膜脱出肛门之外的一种病症。常见于体虚的小儿和老年人，多由中气不足、气虚下陷、肛门松弛，或兼有大肠湿热下注所致。本病初起只是在大便时肛门脱垂，可自行恢复，迁延日久，脱出较长则需要用手托纳回，但每每行动、负重、咳嗽及用力时总易脱出。肛门脱出时会有坠感，若脱出不能回纳则局部紫红、肿痛加重，甚至发生溃烂，从而影响生活及工作，因此应及时治疗。

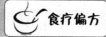

食疗偏方

石榴猪肉汤治脱肛

石榴 1 个，瘦猪肉 250，调料适量。将石榴去皮、切碎，猪肉洗净、切块，共置于锅内，加水煮汤，调味食用。每日 1 剂，连服 3 天。

石榴皮粥治脱肛

鲜石榴皮 100 克，糯米 60 克，蜂蜜 30 克。将石榴皮洗净切丝，用干净纱布包好；糯米去杂洗净。锅内加水适量，放入石榴皮药袋、糯米煮粥，熟后拣出石榴皮袋，调入蜂蜜即成。每日 1 剂，连服 15 天。

芋头花炖腊肉治小儿脱肛

鲜芋头花 3~6 朵，陈腊肉 250 克。将此 2 味洗净，共置锅内，加水同煮至肉熟，去芋头花，吃肉喝汤。每日 1 剂，连服 5~7 天。

健脾牛肉治气虚脱肛

牛肉500克，芡实、薏苡仁各25克，料酒、生姜、酱油、白糖、味精各适量。将芡实用清水浸泡2小时，洗净；薏苡仁洗净，放锅内炒熟；牛肉洗净切小块，用料酒、酱油腌半小时；生姜切片。锅架火上，将牛肉块放入，加适量水，武火沸煮半个小时，撇去浮沫，加芡实、薏苡仁，稍煮片刻，再加酱油、姜片、白糖、味精等烧开，文火焖至酥烂即成。每日1剂，可常食。

金针木耳汤治湿热之脱肛

金针菜100克，黑木耳25克，白糖适量。将金针菜、黑木耳分别用温水泡发，去杂洗净，切碎，一同放入锅内，加水适量，武火烧沸，再用文火煮30分钟，调入白糖即成。每日1剂，分2次服，连服3~5天。

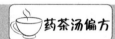

鸡冠花槐花茶治脱肛下血

鸡冠花20克，槐花10克。将此2味混匀，每取10克放入杯中，用沸水冲泡，每天3次代茶饮用。每日1剂，连服7~10天。

参麦芩连归地汤治肺热气虚脱肛

麦冬12克，沙参、黄连各5克，黄芩10克，当归、枳壳各6克，生地黄15克，厚朴、乌梅、白芍各9克。水煎服。每日1剂，连服5~7天。

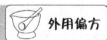

石榴皮明矾治脱肛

石榴皮60克，明矾15克，加水煎汤，趁热熏洗患处。每日2次，每次 10 分钟以上，连用 7 ~ 10 天。

收肛散治脱肛

五倍子、炒浮萍、龙骨、木贼草各 9 克。上药共研细末，用麻油调敷于患处。每天数次，至愈为止。

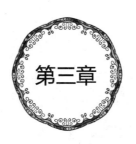

第三章

意外伤害小偏方，快速缓解外伤疼痛

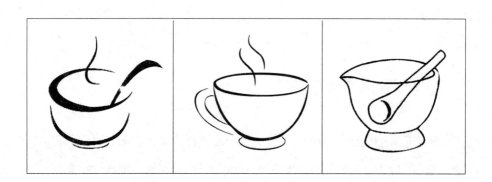

烧、烫伤　蛋黄油镇痛生肌不留疤

如果不幸被烫伤、烧伤，切不可将水泡弄破再用药液冲洗，也不可直接在伤口处涂食用油、牙膏、酱油、碱面等物。这样做不仅没有治疗作用，而且会延误病情，加重损伤。正确的处理方法是：首先将受伤部位浸于清洁的凉水中，或用自来水冲洗，水流不能过急，以免将水泡冲破，冷敷也可以，一般30分钟左右为宜。如果被烧的衣物黏结在皮肤上，要在水中小心地脱去。然后涂上烫伤膏、獾油、红花油等药物。如果烧伤、烫伤处有破溃或是严重烧伤、烫伤，都应争分夺秒地迅速就医，不宜自行处理。

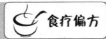

食疗偏方

山药蛋黄粥辅助治疗轻度烧伤

山药50克，鸡蛋2个，粳米150克。将鸡蛋去蛋白留蛋黄，搅散，与山药、粳米一起放入锅中煮粥，至粥熟后倒入蛋黄，再拌匀烧开即可。每日1剂，分早、晚餐2次食用，连服10~15天，可辅助提高其他药物疗效。

鲜藕红糖蜜膏治轻度烧伤

鲜藕500克，蜂蜜400克，红糖200克。将鲜藕洗净切碎，用洁净纱布绞取汁液，再把红糖、蜂蜜放入鲜藕汁液内，拌匀，共置于锅内，文火煎熬，至稠时停火即可。每日3次，每次10毫升，以沸水冲化食用，连服7~10天。

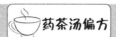 药茶汤偏方

地黄饮治轻度烧伤

生地黄、金银花各 30 克，蜂蜜 150 克。将生地黄、金银花水煎去渣，兑入蜂蜜，晾凉饮用。每日 1 剂，代茶随意饮服。

银花甘草绿豆汤治轻度烧伤

绿豆 250 克，金银花 30 克，生甘草 10 克，蜂蜜适量。将生甘草用药袋包好，绿豆加水适量，煎煮至将熟，放入金银花、生甘草，煮至绿豆烂熟，去药包，加蜂蜜调味，饮汤。每日 1 剂，可常饮。

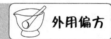 外用偏方

蛋黄油治火灼伤

鸡蛋黄数个，放入小铁勺中煎熟，再用文火熬出油，然后涂抹于伤处。每日 2~3 次，连用 5~7 天，可治疗火灼伤。

姜泥治水烫伤

被开水烫伤后，取几块新鲜老姜拍烂后敷在伤处，每半小时更换 1 次，不可间断。过一段时间后伤处便不会感觉疼痛了。不疼之后还是要每隔 2~3 小时换 1 次新药，并尽量多敷一些，可使患处不起水泡，红肿也能很快消除。一般 1~2 天即可康复，且不会留疤。

烂橘子治水烫伤、火灼伤

新鲜的橘子放置在潮湿处日久自烂，可将烂掉的橘子放在有色玻璃器皿中，密封贮存，越陈越好。发生烧烫伤时，可将烂橘子涂抹在患处，每

日 2~3 次，连用 1 周可见效。烂橘子中含有一种橘霉素，有强力的抗菌作用。

南瓜露治水烫伤、火灼伤

老南瓜 1 个，切片后装入罐内密封，埋于地下，待其自然腐烂化水，越陈越好，然后过滤取汁，即为南瓜露。发生烧烫伤时，涂于患处，每日 2~3 次，连涂 5~7 天即可痊愈。

黄瓜汁治水烫伤、火灼伤

老黄瓜剖开去籽，用细纱布挤压取汁，过滤，将汁装入瓶内。发生烧烫伤时，直接蘸汁涂于患处。每日 3~4 次，至愈为止。

绿葱叶治烫伤

被开水、火或油烫伤后，立即掐 1 段绿色的葱叶，劈开成片状，将有黏液的一面贴在烫伤处，烫伤面积大的可多贴几片，并轻轻包扎，既可止痛又防止起水泡，1~2 天便可痊愈。吃饭不小心烫了口腔或食道，马上嚼食绿葱叶，慢慢下咽，效果也很好。

茶汁治烧伤

取 1 小撮茶叶加水煎成浓汁，冷却后浸泡伤处，或将浓汁涂于创面上。每日 3~4 次，至愈为止。

蒲公英白糖冰片治烫伤、火烧伤

蒲公英适量，白糖、冰片各 5 克。蒲公英绞汁，调入白糖及冰片，涂于患处。每日 3 次，一般 3~5 天可明显见效。

蜂房治外伤性感染

蜂房 30 克，清水 1 升。用水将蜂房煮沸 15 分钟，过滤去渣。晾凉后冲洗或浸泡创面，然后将创面用消毒纱布包裹起来。每日 1 次，至愈为止。

跌打损伤 凤仙花捣烂外敷治愈力强

在日常生活中，跌打损伤对于有些人来说似乎是家常便饭。凡是因为跌、打、碰、磕等原因所致的软组织损伤，以肿胀、疼痛为主要表现的，都可称为跌打损伤。治疗跌打损伤最主要的方法是活血化瘀、消肿止痛。

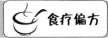

焙丝瓜末治跌打损伤

新摘老丝瓜 1 个，切片晒干后，置于铁锅内用文火焙炒成棕黄色，研末装瓶。如伤处在胸腹部，用白酒冲服，每日 2 次，每次 3 克，连服 3 天；如伤处在四肢，则加白酒调匀后敷于患处，每日更换 1 次，连用 3 天。

木瓜方治跌打伤痛、宿伤腰肋疼痛

木瓜 25 克，五加皮、大血藤、威灵仙各 20 克，黄酒适量。将此 4 味捣碎，共研细末，以热黄酒送服。每日 2 次，每次 10 克，连服 3 ~ 5 天。

茄子末治跌打青肿

茄子 1 个，焙干，研成细末，以黄酒送服。每日 2 次，每次 10 克，连服 5 ~ 7 天。

鸡血藤炖猪尾骨治腰扭伤

取桑寄生、鸡血藤、鸡矢藤干品各 50 克，杜仲 15 克，猪尾骨 1 根。上述连药带猪尾骨一同放入锅中，加 5 碗水、1 碗米酒，文火熬至 3 碗，然后倒出分成 3 份，每餐饭前半小时服用 1 份。每天 1 剂，1 个星期后可见效。

藿香鸡蛋治腰扭伤

藿香嫩叶适量，洗净、切碎，用麻油炒一下，再放入大碗中，加入一个洗净的青皮鸭蛋，加入一半水一半酒浸泡，放在锅中炖半小时即可。喝汤吃鸭蛋，药汤分 2 次喝完。此方每日 1 剂，扭伤较轻者一般 2 剂即可痊愈，较重者需要 3~5 剂。

药茶汤偏方

接骨木汤治跌打损伤

发生跌打损伤后，尽快取接骨木杆茎约 250 克，洗净切段，加 10 碗水熬至 6 碗，尽快服下 2 碗，1 天至少服 2 次。如果伤处没破皮，剩余药汁就以纱布蘸取热敷，每次约 10 分钟。连续内服、热敷 3 天以上，可以快速散瘀、打通血脉。

金钱薄荷治颈部扭伤

金钱薄荷 500 克，分成 2 份，每份 250 克。取 1 份洗净，榨汁，加入几勺米酒直接饮下。一般 1~2 小时，患处不再疼痛，脖子也可以慢慢地转动了。约 4~5 小时之后，将剩下的 1 份金钱薄荷以同样的方法榨汁后服下，一般第 2 天即可痊愈。

桂枝茯苓汤治挫伤

桂枝 20 克，生姜、大枣各 15 克，甘草、茯苓、白术各 10 克，附子 2.5 克。将上述药以 4 碗水煎成 2 碗。每日 1 剂，分早、晚 2 次服用，轻者 3 剂，重者 5 剂即可见效。

火炭母草内服外敷治扭伤

取适量火炭母草，摘其叶子，洗净切碎后煎鸡蛋吃。同时，外用火炭母草捣烂敷患处，通常 1 天即可见效。如果扭伤严重，可以将火炭母草的叶子洗净、捣烂挤出半碗汁，加上一点米酒服下。每日 1 次，一般 2~3 天可见效。

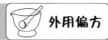

外用偏方

凤仙花治跌打损伤

凤仙花嫩叶适量，捣烂后外敷在伤处，量可稍多一些。待药泥温度高了再更换新药。前 2~3 个小时尽量不断地换药，3 小时后每小时换 1 次即可，6 个小时以后每隔 2~3 小时换 1 次药，第 2 天则改为每隔 5~6 小时换 1 次药，大约 3 天后肿胀疼痛即可消失。

柏杨粉治跌打损伤

黄柏粉、杨梅树皮粉、川椒粉以 2：2：1 的比例配好后，用鸡蛋清调成糊状，外敷在伤处，敷药面积要大于伤处面积，然后用纱布包扎固定。每天换药 1 次，直到愈合。

大蒜内膜取代"创可贴"防外伤感染

如果不慎擦伤出现伤口，可用大蒜瓣的内衣，即蒜皮最内层的薄膜，贴在伤口上，这样能够防止伤口感染、促进痊愈。每天换 1 次，直到愈合。

蜂蜜治皮肤外伤

对于小面积的皮肤外伤，可以用棉签蘸适量蜂蜜直接涂在伤口上。稍大面积的伤口，涂蜂蜜后可用无菌纱布包扎。每日涂 2~3 次，一般 3~5 天即愈。

生南瓜泥外敷治竹木刺伤

生南瓜，去子留瓤，捣烂成泥，敷在伤处。每日 3～4 次，连用 3～5 天。既可止痛，又可使竹刺易于挑出。

茶油籽外敷治刺扎伤

木刺、铁屑、玻璃渣等物扎入皮肤难以拔出时，可取茶油籽适量，捣烂成泥，包敷在伤处，24 小时后异物就会退出皮肤表面，很容易被拔出来。

蓖麻子治铁器扎伤

取蓖麻子 7～8 粒，剥皮，加入 1/4 碗白米饭，在木板上用木棒捣烂，然后敷在伤口上，用绷带包扎。20 小时后拆掉，第 2 天再贴 1 次，一般即可痊愈。

姜泥急救铁钉扎伤

先将伤口血水挤掉，再将一块生姜捣烂后敷在伤处，用 1 块干净布包好固定，约每 6 小时换 1 次。一般半天后伤处红肿可消除，疼痛减轻，第 3 天基本治愈。

栀子粉治关节扭伤

栀子 500 克，研成细末。根据患处肿胀范围大小，取适量栀子粉加蛋清调成糊状，敷于患处，用绷带和胶布固定。每天换 1 次药，一般 24 小时内疼痛可明显减轻，2～3 天后关节肿胀可消退。

冷热敷治扭伤

扭伤后立即用冷水、冰块或者冷的湿毛巾冷敷，可以有效减轻疼痛、消肿、放松肌肉、控制痉挛。等扭伤的灼痛感消退之后，再用湿热的毛巾热敷，加速伤处的血液循环。

骨折　接骨草加速骨骼的愈合

　　骨折是指骨结构的连续性完全或部分断裂，多见于儿童及老年人，中青年人也时有发生。骨折通常为一个部位骨折，少数为多发性骨折。骨折的主要治疗原则是加速骨骼愈合，最大限度地恢复原来的骨骼功能。

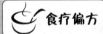

接骨草猪骨汤加速骨骼愈合治骨折

　　鲜接骨草150克，洗净切成小段，以3碗水炖250克猪骨头，炖1个小时后撇去浮油，分3次服用，1日服完。此为1剂的量，轻者服用10剂，重者可服用15~20剂。同时将接骨草捣烂用纱布包裹在骨折处，每日更换1次。

生螃蟹伴黄酒治骨折筋断

　　生螃蟹250克，洗净、捣烂，以黄酒冲服150克，剩余的100克蟹渣敷于伤处。每日1剂，连续内服、外用至愈合。

焙全蟹治骨折筋断、瘀血红肿

　　大蟹2只，置于瓦上焙干后研末，以白酒送服。每日1次，每次20克，连服3~5天。

鸡蛋壳末内服治骨折愈合迟缓

将鸡蛋壳洗净，烘干后研成粉末，温水送服。每日 2 次，每次 15 克，连服 3~5 天。

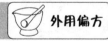

药茶汤偏方

活血镇痛汤治骨折初期瘀血疼痛

当归、白芍、生地黄、连翘、枸杞子、骨碎补、续断各 9 克，川芎、制乳香、制没药、三七各 4.5 克，桃仁、防风各 6 克，茯神 12 克，炙甘草 3 克。水煎服。每日 1 剂，分 2 次服用，连服 7~10 天。

跌打营养汤促进骨痂生长

西洋参、砂仁、甘草各 3 克，黄芪、白芍、川续断、补骨脂、骨碎补、木瓜各 9 克，当归 6 克，川芎、三七各 4.5 克，熟地黄、枸杞子、怀山药各 15 克。水煎服。每日 1 剂，分 2 次服用，连服 7~10 天。

外用偏方

绿豆粉外用加速骨骼愈合

取绿豆粉适量，用新锅炒至紫色，用水调成糊状，厚厚地敷于伤处，以纸包裹，再用绷带绑定。每日更换 1 次，连用 1~2 周。绿豆清热解毒、消肿止痛，可加速骨骼愈合。

白糖姜泥治骨伤

生老姜 600 克，洗净后以纱布包扎起来，用木棒轻轻捶打，捣碎，然后在清水中把姜汁洗掉，随即将水拧干再进行第 2 次捶打，然后再水洗 1

次，把水拧至半干，把姜泥取出，放在砧板上加入白糖 3 ~ 4 勺，用刀背慢慢捶打，直到姜泥与白糖充分调和在一起后，敷在骨伤处，外用绷带包扎起来。包扎敷药时间至少保持在 24 小时以上。骨伤轻者约包扎 1 次即可；情况严重者，包扎 24 小时后解开，间隔 10 小时再包第 2 次，通常 3 次以上即可见效。

姜葱治意外骨折

老姜与葱白适量，捣烂后，掺面粉调成糊状，敷在骨折处，5 ~ 6 个小时换 1 次药。可消除骨折产生的瘀伤。一般敷 2 ~ 3 天可见效果。

毒虫咬伤　涂擦盐水解毒消肿

夏天是最易发生毒虫咬伤事故的季节。一旦被毒虫咬伤，一定要尽快进行正确的处理。常见的毒虫咬伤包括蜂螫伤、蝎螫伤、蜘蛛螫伤、蜈蚣咬伤、蜱虫叮咬等。

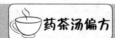

食疗偏方

绿豆蒲公英汤治毒虫咬伤

绿豆 120 克，蒲公英 30 克。将蒲公英水煎取汁，与绿豆一起煮汤，至绿豆熟烂即成，食豆饮汤。每日 1 剂，连服 7～10 天。

苎麻根汤治毒虫咬伤

苎麻根 15 克，赤小豆 100 克。将苎麻根水煎取汁，入赤小豆煮至烂熟即可。每日 1 剂，分 2 次服食，连服 7～10 天。

药茶汤偏方

饮鲜羊奶治蜘蛛咬伤

被蜘蛛咬伤后，取鲜羊奶适量，加热煮沸，尽量代茶饮用。每日不限次数，至愈为止。

马齿苋饮治黄蜂螫伤

鲜马齿苋 350 克，或干品 150 克。水煎服，每日 1 剂，分 3 次饮用，连服 7 ~ 10 天。

白花蛇舌草汤治毒蛇咬伤

鲜白花蛇舌草 50 ~ 100 克，水煎服。每日 1 剂，分早、晚 2 次服用，连服 5 ~ 7 天。药渣可外敷伤处。

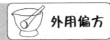 **外用偏方**

涂擦盐水治毒虫咬伤

取食盐适量，用少许热水溶成浓盐水，然后用消毒棉棒浸湿后涂擦伤处数次，稍许疼痛即可止住。

番茄苗治毒虫咬伤

番茄嫩苗 1 把，红糖少许，共同捣烂后敷于伤口，疼痛少刻即止。

烂山药治蝎螫伤

取生烂山药适量，以烂而有水的最佳，捣烂挤汁涂于伤口，可解蝎螫伤。每天 4 ~ 5 次，2 ~ 3 天即可好转。

蜂蜜葱泥治蝎螫伤、蜂螫伤

蜂蜜 30 克，大葱 2 根。将大葱洗净，捣烂如泥，加入蜂蜜调匀，敷于伤口。每日换药 1 次，约 3 日可愈。

茄子治野蜂螫伤、蜈蚣咬伤

将鲜茄子切开，直接涂擦伤口；或者捣烂加白糖适量，一起涂擦伤口。每天 3 ~ 4 次，连涂 3 ~ 4 天即可愈。

姜汁雄黄治蜈蚣咬伤

用生姜汁调雄黄末敷伤口，可治蜈蚣咬伤。每日换药 1 次，直至痊愈。

食物中毒　食盐水、生姜汁催吐来急救

食物中毒是指食用了被细菌或细菌毒素污染的食物，或食物本身含有毒素，从而引起的急性中毒性疾病。引起食物中毒的原因不同，食物中毒的临床表现也不同，急救方法也有区别。

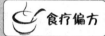 食疗偏方

食盐水、生姜汁催吐急救食物中毒

食物中毒 1~2 个小时内，可取食盐 20 克，加开水 200 毫升，冷却后一次喝下，可以催吐。如果不吐，可以多喝几次。也可用鲜生姜 100 克，捣碎取汁，用 200 毫升温水冲服。

三豆甘草汤提神解酒

绿豆、赤小豆、黑豆各 50 克，甘草 15 克。共同煮烂，豆、汤一起服下。每日 1 剂，一般 1 剂即可见效，严重者可连服 2~3 剂。

冬瓜汁治鱼虾蟹及河豚中毒

新鲜冬瓜 500 克，去皮，用凉开水或矿泉水冲洗后，用榨汁机打成汁，立即服下，最好能 1 次喝下 2 碗（儿童减半），大约 20 分钟后再继续服用，能喝多少就喝多少。喝了冬瓜汁后能吐就尽量吐出来。如果想大便也要尽量解掉。一般成人喝上 3~4 碗即能解毒，过 2 个小时后再喝些含电解质的饮料补充体力即可恢复健康。但如果情况严重，应尽早就医解毒。

马蹄解烈性酒精中毒

马蹄 10 个，洗净捣成泥状，用纱布包裹压榨出汁饮用，可解酒精中毒。一般服用 1 次即可见效。

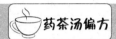

药茶汤偏方

绿豆甘草汤治一般性食物中毒

绿豆粉 50 克，甘草 25 克，以 6 碗水煎至 4 碗，代茶饮。每日 1 剂，连续服用 2~3 剂即可。

紫苏茶治海鲜、肉类中毒

紫苏干品 15~25 克，加水 2 碗煎至 1 碗半。每日 1 剂，分 2 次服用，轻者服用 1 剂即可见效，严重者可服 2 剂。平时家中可以备一些紫苏干品，以防不时之需。

白萝卜汁解酒

生白萝卜 500 克，洗净榨汁，代茶饮。每次 1 杯，饮 2~3 次即可。

橘皮解酒精中毒

酒精中毒不严重者，可以令其安静卧床休息，取橘皮适量烘干，研成细末，加入食盐少许，用温开水送服。一般 1 次即可。严重者应尽早催吐，并立即送医。

异物入眼　棉签蘸盐水揩去

　　眼睛进入异物在日常生活中时有发生，异物入眼者不仅会感觉非常难受，严重者还会造成眼睛受伤，影响工作和生活。进入眼睛的异物不同，处理方法也不同，但一定不要揉眼睛。因为异物在进入眼睛后，如果本身所受的外力不大，可能会浮在眼结膜和眼球之间，使劲地揉眼睛反而会让异物嵌入眼角膜或眼睛更深的部位，对眼睛造成更大的伤害。

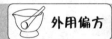

外用偏方

棉签蘸盐水取眼中异物

　　将眼皮翻开，可发现异物黏附在眼皮内面，用棉签蘸取盐水将异物擦掉即可。

流眼泪治飞虫、小沙石入眼

　　频繁眨眼或者将眼皮轻轻向上提起，让他人向眼内轻吹气，刺激眼泪流出，冲出异物。

清水冲洗治酸、碱、洗涤剂入眼

　　酸、碱、洗涤剂入眼时，立即用大量清水冲洗眼睛，至少5分钟以上，以降低化学溶液的浓度，减少对眼睛的伤害。

水壶冲洗治 502 胶水入眼

502 强力胶水入眼后立即拿一壶凉水，患眼朝下，用水壶从内眦向外眦冲洗。冲洗时用食指和拇指分开上下眼睑，翻转眼睑，充分暴露结膜，然后 360 度转动眼球。水壶与眼球之间要保持适当的距离，切忌直接对着角膜冲洗。

异物入鼻 搐鼻法、打喷嚏除鼻中异物

外物误入鼻中、留存鼻内，可致鼻塞、流秽臭脓血涕、头痛等症状。本病多由小儿玩耍时误将细小杂物塞入鼻内，或因意外事件或鼻外伤导致异物进入鼻内，或因昆虫偶然进入鼻腔所致。此外，食物由口呛入鼻腔，也可发生鼻塞、流涕等症状。

外用偏方

哼气搐鼻治异物入鼻

异物或小虫飞进鼻孔时，不要用手去挖，赶紧用口深吸一口气，再闭紧嘴巴，用手压住另一边没有异物或小虫的鼻孔，然后用有小虫或异物的鼻孔使劲往外哼气搐鼻即可将异物排出。千万不要用鼻吸气，否则可能会发生异物或小飞虫被吸进气管的危险。

打喷嚏治异物入鼻

拔一根头发或者将卫生纸捻成细条，放进另一侧没有异物的鼻孔，轻轻转动，刺激自己打喷嚏。一般情况下，打完喷嚏，飞进鼻孔的异物或小虫就会随之而出。

电灯照射治小虫入鼻

借助手电筒或者手机上的手电照向有小虫的鼻孔，如果小虫还活着，就会顺着光爬出来。

第四章

皮肤疾病小偏方，不疼不痒有"面子"

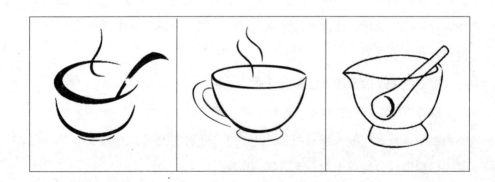

皮肤瘙痒 黑芝麻桑椹膏来润肤

皮肤瘙痒是一种自觉瘙痒却又无原发损害的皮肤病，有全身性瘙痒和局限性瘙痒两种。前者的发病原因复杂多样，一般认为，可能与肠寄生虫、皮肤本身变化及某些全身性疾病等有关；后者常由局部摩擦刺激、痔瘘等引发。中医学认为，本病乃肝肾不足、阴虚血少所致。

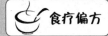

泥鳅大枣汤治血虚风燥型皮肤瘙痒

活泥鳅 120 克，大枣 9 个，黄酒、精盐各适量。将泥鳅剖杀、处理干净，大枣洗净去核，连黄酒共同放入锅内，武火烧沸，改用文火煮 15 ~ 20 分钟，调入精盐即成。每日 1 剂，连服 10 ~ 15 天。

绿豆海带汤治湿热下注型皮肤瘙痒

绿豆 50 克，海带 30 克，白糖适量。将绿豆去杂洗净，海带洗净切碎。锅内加水适量，先放入绿豆煮沸 30 分钟，再加入海带，煮沸 5 ~ 7 分钟，调入白糖即成。每日 1 剂，连服 7 ~ 10 日。

绿豆猪肠败酱草治皮肤瘙痒

绿豆 200 克，败酱草 100 克，猪大肠 1 个，精盐适量。将猪大肠用精盐反复揉搓、冲洗干净，将绿豆洗净，用清水浸软，装入猪大肠内，加水少许，两端用线扎紧，同洗净的败酱草共置锅内，加水煮至烂熟，拣出败酱草，调入精盐即成。可当点心食用。每日 1 剂，连服 10 ~ 15 天。久病脾虚弱者忌食。

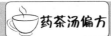

桑椹芝麻膏治皮肤瘙痒

黑桑椹、黑芝麻各100克，黄精、麦冬、生地黄各50克，蜂蜜300克。将黄精、麦冬、生地黄共同放入砂锅中，加水适量煎煮，每30分钟取汁1次，再加水煎煮反复3次，药汁合并备用。再将黑桑椹、黑芝麻与药汁同入砂锅，武火煮沸，文火煎煮至黏稠，放入蜂蜜搅匀，稍煎沸即可，待冷却后贮瓶备用。每次服10～20克，水冲服，每日早、晚各1次，连服7～10天。

凌霄花散治皮肤瘙痒

凌霄花150克，研为细末。每服6克，用黄酒、开水各1小杯送下，每日3次，连服7～10天。

桂枝姜枣汤治风寒外袭型皮肤瘙痒

桂枝6克，干姜9克，大枣10个，洗净后一同放入砂锅内，加水适量，武火烧沸，改用文火煎40～50分钟即成，吃枣饮汤。每日1剂，连服7～10天。

月季花茶治血热风盛型皮肤瘙痒

月季花、绿茶各10克，水煎取汁，1半饮用，1半洗搽患处。每日1剂，连用7～10天。

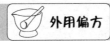

苦参百部酊治皮肤瘙痒

苦参300克，百部、野菊花、凤眼草各90克，樟脑125克，白酒5000

毫升。将前 4 味共制粗末，浸入酒内，密封，每日摇荡 1 次，7 日后滤取酒液，再加入研为细末的樟脑，搅匀溶化后即成。每次使用时用棉签蘸取酒液涂搽患处，每日 1～2 次，直至病愈。

莴笋叶治皮肤瘙痒

莴笋叶 50～100 克，洗净煮水，开锅约 3 分钟左右即可停火，等水降至适当温度后，用莴笋叶擦洗患处。每天洗 1～2 次，直至病愈。

柳叶梗治皮肤瘙痒

嫩柳树叶梗 100～500 克，明矾 10～30 克，地肤子 15～45 克，共煎汤洗浴。每晚 1 次，连用 1～3 日可愈。

淘米水治季节性皮肤瘙痒

淘米水 1000 毫升，加入食盐 100 克，倒进铁锅中煮沸，温凉后用纱布蘸洗患处。每天至少 2 次，每次 3 分钟，2～3 天后便可止痒，1 周后即可痊愈。

皮炎　蜂蜜芹菜汁治皮炎疗效好

皮炎是一个泛称，由各种内、外部感染或非感染性因素导致的皮肤炎症性疾患都可称为皮炎。因此，皮炎并非一种独立的疾病，其病因和临床表现复杂多样。临床上常根据病因、发病部位或其他临床特征定义不同种类的皮炎，如接触某物质引起的称为接触性皮炎，使用药物引起的称为药物性皮炎等。

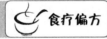

蜂蜜芹菜汁治皮炎

新鲜芹菜适量，洗净榨取汁液，然后添加等量蜂蜜。每日 2 ~ 3 次，每次 1 勺，饭前服用，连服半个月。

芹菜豆腐汤治神经性皮炎

芹菜 100 克，豆腐 120 克，姜丝、葱末、精盐、味精、香油、香菜末各适量。将芹菜洗净，切碎；豆腐洗净，切成小块。锅内加水适量，放入芹菜、豆腐、姜丝、葱末，武火烧沸，改用文火煮 5 ~ 7 分钟，调入精盐、味精、香油，撒上香菜末即成。每日 1 剂，连服 1 个月。

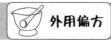

山楂绿茶汤治脂溢性皮炎

山楂 30 克,绿茶 5 克。将山楂洗净切片,放入砂锅中,加水适量,武火烧沸,改用文火煎 15~20 分钟,然后冲入绿茶杯中,加盖焖数分钟即可饮服。每日 1 剂,连服 20~30 天。

大青叶水治皮炎

大青叶 9 克,加水一碗煎至半碗。每日 1 剂,连服 5~7 天。

外用偏方

复方苦参酊治慢性湿疹

苦参、蛇床子各 60 克,防风、明矾、白鲜皮各 30 克,白酒 1000 毫升。将各味药共制粗末,用纱布袋包好,浸入白酒内,密封,每日摇荡 1 次,7 日后每周摇荡 1 次,30 日后滤出酒液,再将药渣捣烂绞汁,过滤后的酒液与之前滤出的清液混匀即成。外用涂搽患处,每日 2~3 次,至病愈。

蛇床子酊治脂溢性皮炎

蛇床子、苦参片各 40 克,土槿皮 20 克,薄荷 10 克,75% 酒精 1000 毫升。将各味药材共制细末,放入瓷器内,加入酒精 80 毫升,润浸 6 小时,然后加入余下的酒精,密封,7 日后即成。使用时取药液适量涂搽患处,每日 3~5 次,直至病愈。

红花冰片酊治神经性皮炎

川红花、冰片、樟脑各 10 克,白酒 500 毫升。将前 3 味共浸酒内,密封，每日摇荡 1 次，7 日后滤取酒液即成。每次使用时取适量药酒涂搽患处，每日 3～4 次，直至病愈。

三子明矾酒治稻田性皮炎

五倍子 15 克，蛇床子 30 克，韭菜子、白明矾各 9 克，白酒 120 毫升。将各味药材共制粗末，浸入白酒内，密封，每日摇荡 2 次，3 日后去渣即成。使用时用棉签蘸取酒液涂搽患处即可，每日早、中、晚各 1 次，直至病愈。

甘草治过敏性皮炎

对因接触油漆、花粉、某种野草或化学物质而引起的全身性瘙痒，可取甘草适量加水煎煮，过滤去渣，熏洗患处。每日 1～2 次，每次 10 分钟以上，坚持熏洗至病愈。

藿香正气水治夏季皮炎

夏季出汗多，皮炎瘙痒难止，可用藿香正气水外涂，每日 3～5 次，直至病愈。本方无论伤口溃破与否都可以使用。

掐指治皮炎

掐捏双手食指的 3 个关节。每次做 3 分钟，每日 1～2 次。疗效立竿见影，且没有副作用。但发热或手指受伤时不宜操作。

冻疮 羊肉花椒归姜汤温中散寒效果好

冻疮是冬季常发的皮肤病，好发于四肢远端，以手背及手指伸侧、足缘及足趾伸侧、下肢、面颊、耳廓等处多见。得了冻疮可自觉局部胀痛、瘙痒，遇热后更严重，溃烂后疼痛。中医学认为，本病是由于暴露部位御寒不够、寒邪侵犯、气血凝滞所致。

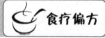
食疗偏方

羊肉花椒归姜汤治冻疮

羊肉500克，花椒3克，生姜15克，当归30克，精盐、味精各适量。将羊肉洗净切块，生姜、当归洗净切片。砂锅内加水适量，放入羊肉块、姜片、当归片、花椒，武火烧沸，改用文火煮30~40分钟，调入精盐、味精即成，吃羊肉喝汤。每日1剂，连服5~7天。

荸荠木耳煲带鱼治冻疮

带鱼500克，荸荠150克，干木耳25克，生姜5克，精盐适量。将黑木耳洗净，泡发；荸荠去皮、蒂，洗净切块；生姜洗净去皮，切片；带鱼处理干净，洗净切段，放入油锅里煎至微黄色捞出。炖锅加适量水，武火烧开，放入荸荠、黑木耳、生姜、带鱼，中火煲2小时，加入少许精盐调味即可。每日1剂，连服7~10天。

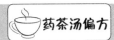 药茶汤偏方

山楂归枣汤治冻疮

山楂 30 克，当归 15 克，大枣 6 个，红糖适量。将山楂、大枣洗净去核，与当归共置砂锅内，加水适量，武火烧沸，再用文火煮 40 分钟，去渣，调入红糖即成。每日 1 剂，连服 7～10 天。

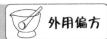 外用偏方

"十滴水"治耳冻伤

先将冻伤处用温水洗净，然后再涂搽一些"十滴水"。每日 2～3 次，2 天即愈。

芝麻花夏治冻疮防复发

夏季采新鲜芝麻花，在手中揉搓烂后，在生过冻疮的部位涂搽，直至搽干。如此反复搽上几次后，冻疮就不会复发。

花生衣治冻疮初期未破

花生衣炒黄、研碎，过筛成粉末，每 50 克加入食醋 100 克，调成糊状，再放入樟脑粉 1 克，用酒精少许调匀成糊状，将药糊厚厚地敷于患处，再用纱布固定。每天换药 1 次，一般 2～3 天可愈。

马齿苋治冻疮

干马齿苋 50 克，加水 1000 毫升，放入锅中煮沸 10～15 分钟，倒入盆内，趁热浸泡患处，边浸泡边用马齿苋揉搓冻疮部位。每晚睡前 1 次，每次 10 分钟，一般 2～3 次可愈。如果冻疮溃破则不可用。

荨麻疹　龙眼薄荷汤可治各类荨麻疹

荨麻疹是在皮肤上突然出现的暂时性水肿性风团，风团形状大小不一，颜色或红色或白色，发生迅速，消退也快，有剧烈瘙痒。患者还常有恶心、呕吐、腹痛、腹泻、咽部发紧、声哑、胸闷、呼吸困难等症状，甚至有窒息的危险。

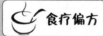 食疗偏方

山楂防风粥治风热型荨麻疹

山楂、防风、生地黄各 10 克，粳米 100 克。将粳米洗净煮粥，前 3 味水煎取汁，兑入粳米粥内，再煮沸即成。每日 1 剂，2 次分服，连服 7~10 天。

山楂红花粥治冲任不调型荨麻疹

山楂 25 克，红花 10 克，粳米 100 克。将粳米洗净煮粥，各味药材水煎取汁，兑入粳米粥内即成。每日 1 剂，连服 10 天。

乌梅生姜粥治风寒荨麻疹

乌梅 30 克，生姜 20 克，粳米 100 克。将乌梅水煎取汁备用，生姜洗净切片，粳米洗净。粳米与姜片共置锅内，加水煮粥，熟后兑入乌梅汁即成。每日 1 剂，连服 7~10 天。

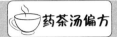
药茶汤偏方

龙眼薄荷汤治各类荨麻疹

龙眼 12 个，鲜薄荷 30 克。将龙眼加水煎沸 15 分钟，加入薄荷，再煎沸 2 ~ 3 分钟，取汁饮服。每日 1 剂，分 2 次服用，连服 5 ~ 7 天。

山楂竹叶汤治荨麻疹

山楂 30 克，竹叶、麦芽各 12 克，甘草 3 克，水煎服。每日 1 剂，分 2 次服，连服 5 ~ 7 天。

黄芪治过敏性荨麻疹

黄芪 50 克，泡茶或煎汤饮服均可。每日 1 剂，分 2 ~ 3 次服完，疗程最短 1 个月，最长半年。治愈后一般不复发。

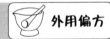
外用偏方

丝瓜叶治荨麻疹

摘新鲜的丝瓜叶子，用清水洗净备用。发作时用此叶子在疹块处反复搓擦，连续擦几十次，可缓解荨麻疹瘙痒。

韭菜汁治季节性荨麻疹

季节性荨麻疹久治不愈时，将鲜韭菜捣烂取汁，外涂患处。每日 3 ~ 5 次，一般 2 ~ 3 天即可缓解。

白酒食醋治荨麻疹奇痒无比

白酒 1 份，食醋 2 份，搅匀后用脱脂棉球蘸取汁液涂搽患处。每 1 ~ 2 小时擦 1 次，一般擦 5 ~ 6 次即可治愈。

湿疹 荔枝壳外洗患处几天就痊愈

湿疹是一种变态反应性炎症皮肤病，临床比较多见。其发病原因也比较复杂，一般认为是由于内在或者外来因素刺激作用于人体而引起的。中医学认为，湿疹的发生多与体质有关，或饮食失节、脾失健运、内蕴湿热；或素患他病日久耗伤阴血，在此基础上又过食荤腥及发物；或因接触刺激物；或外感风湿热邪而诱发。

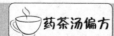

食疗偏方

绿豆海带粥治湿疹

绿豆 60 克，海带 50 克，大米 100 克。将海带漂洗干净切小块，绿豆、大米去杂洗净，共置锅中，加水适量煮粥。每日 2 次，连服 5 ~ 7 天。

胡萝卜治小儿湿疹

胡萝卜适量，不削皮，洗净，切成薄片，加水煮开，用文火保持沸腾 6 ~ 10 分钟，倒出果汁，分 2 次给孩子喝，每次约 200 毫升，连服 5 ~ 7 天。体弱气虚、腹泻的孩子不宜用此方。

药茶汤偏方

山楂桃仁汤治慢性湿疹

山楂 50 克，赤芍、生地黄、苍术各 15 克，桃仁、当归、防风、薏苡仁各 10 克，红花 12 克。水煎服。每日 1 剂，分 2 次服用，连服 7~10 天。

山楂麦芽茶治小儿湿疹

生山楂、炒麦芽各 10 克，白糖适量，放入杯中，用沸水冲泡，代茶饮。每日 1 剂，连服 7~10 天。

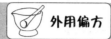

外用偏方

荔枝壳治湿疹

荔枝壳 30 克，加水煎汤，外洗患处。每日 2 次，每次 10 分钟以上，连用 7~10 天。

双甘外洗方治湿疹

甘蔗皮 60 克，甘草 10 克。加水煎汤，外洗患处。每日 3 次，每次 10 分钟以上，连用 7~10 天。

加味山楂外洗治急、慢性湿疹

生山楂、生大黄、苦参、芒硝各 60 克，蝉蜕 30 克。将山楂、大黄、苦参、蝉蜕加水煎沸 15 分钟，加入芒硝，再煎 1~2 沸，滤取药液，候温，用药棉蘸药液洗患处。每日 5~6 次，每次 10 分钟以上，连用 7~10 天。

甘草酊治慢性湿疹

甘草 50 克，甘油 100 毫升，75% 酒精 100 毫升。将甘草制为粗末，浸入酒精内，密封，每日摇荡 2 次，3 日后滤取酒液，加入甘油，调匀后装瓶即成。每用涂搽患处，每日 3 次，连用 7~10 日为 1 个疗程。使用期间忌食辛辣刺激及荤腥食物。

蚕豆皮粉香油治头面部急性湿疹

蚕豆适量，用清水浸软，剥取其皮晒干，以文火炒至极焦，研成细末，过筛后与香油调和均匀，涂敷患处。每日 1 次，连敷 7~10 天。

痱子 涂点牙膏就消退

在夏季或湿热的环境下，皮肤出现的红色粟粒样疹称为痱子。痱子多因夏季闷热、汗出不畅、热郁皮肤所致，以小儿为多见，好发于颈、肘窝、胸背、头面部。痱子初起时皮肤会发红，继而出现针头大小的丘疹及丘疱疹，周围有轻度红晕，皮疹排列密集，但无融合倾向。生痱子的部位会觉得瘙痒、刺痛或灼热难忍，热或哭闹后会加重症状。

食疗偏方

三豆粥预防小儿痱子

绿豆、黑豆、赤小豆各 30 克，粳米 150 克，白糖适量。将绿豆、黑豆、赤小豆洗净，用清水浸软，将粳米淘洗干净，一同入锅，加水煮粥，食时调入白糖。每日 1 剂，连服 5~7 天。

三豆汤治暑疖、痱子

绿豆、黑豆、赤小豆各 100 克，冰糖适量。将绿豆、黑豆、赤小豆去杂洗净，用清水浸泡后放入砂锅中煮至烂熟，调入冰糖溶化即成。每日 1 剂，分 2 次服用，连服 3~5 天。

绿豆银花汤治暑热痱子

绿豆 60 克，金银花 15 克，白糖适量。将金银花用纱布包好制成药袋，将绿豆去杂洗净，放入锅内，加水煮熟，再放入金银花药袋同煮，以汤色碧绿不浑浊为宜，去药袋，加入白糖调匀，吃豆喝汤。每日 1 剂，连服

3~5天。脾虚便溏者慎用此方。

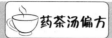

银花乌梅饮治痱子

乌梅5~6个，金银花10克，白糖适量。将乌梅洗净，煎煮30分钟后，放入金银花同煎20分钟，去渣取汁，加白糖令溶，晾凉后代茶饮。每日1剂，连服7~10天。

绿豆荷叶饮治痱子

绿豆50克，鲜荷叶1张。水煎服。每日1剂，连服7~10天。

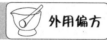

涂抹牙膏治痱子

温水洗净患处，取适量牙膏轻轻涂抹于患处。每日5~6次，直至病愈。

藿香正气水治痱子

先用温水洗净患处，擦干水分，取适量藿香正气水轻轻反复涂搽患部即可。每日3~4次，病愈为止。

苦瓜汁治痱子

将新鲜苦瓜洗净，剖开去籽，切片放入粉碎机中打成汁，再用干净纱布滤渣取汁，涂搽患部。痱子严重时，可2小时涂1次；不严重者，1天涂3次。一般2~3天即可痊愈。

三黄酊治痱子

生大黄、苦参各 20 克，黄连、雄黄、冰片各 10 克，75% 酒精 300 毫升。将前 4 味共制粗末，浸入酒精内，密封，每日摇荡 1 次，3 ~ 5 日后加入冰片令溶即成。外用涂搽患处，每日 3 ~ 4 次，至病愈。

枇杷叶治小儿痱子

枇杷叶 50 克，加适量水煎汤后放入洗澡水中，给小儿洗澡。每天 1 次，至病愈。

马齿苋菜治婴儿痱子

马齿苋菜适量，清水洗净，放在盆里倒上开水，盖上盖子焖 5 ~ 6 分钟，待温度合适时，用菜叶轻轻擦洗患处。每日 1 ~ 2 次，2 天后痱子自然消退。

花露水治幼儿痱子

花露水 1 小酒杯，兑 5 倍凉开水，用棉花蘸取稀释的花露水在幼儿患处轻轻擦拭一遍，再从最先擦过的地方重擦一遍，随即用棉花将身体擦干，换上干净的衣服。2 ~ 3 个小时之后，再重新配制稀释的花露水，重复擦拭。第 3 次则间隔 4 个小时再擦。擦 3 次之后，痱子即逐渐消退。

带状疱疹　就用桃叶酊外擦

带状疱疹是由水痘－带状疱疹病毒感染所致的皮肤科疾病，疲乏、感冒、肿瘤及某些药物均可引发带状疱疹。带状疱疹在皮疹出现前，可有发烧、倦怠、食欲不振及区域性知觉过敏等症状，数日后沿一定的皮神经分布区域出现红斑，红斑上有集簇性或散在性的小水疱，呈带状分布。局部显著疼痛为本病的特点，个别患者皮疹消退后疼痛仍顽固不退。中医学认为，带状疱疹多因情志不遂、肝胆火盛、内蕴湿热、外感毒邪而诱发。

中医学将带状疱疹分为热盛型、湿盛型、气滞血瘀型四种类型。热盛型带状疱疹患处皮肤鲜红，疱壁紧张，灼热刺痛，舌红、苔薄黄、脉弦，宜清利湿热、解毒止痛；湿盛型带状疱疹皮肤颜色较淡，疱壁松弛，疼痛略轻，舌淡、脉沉或滑，宜健脾利湿，佐以解毒；气滞血瘀型带状疱疹皮疹消退后疼痛不止，舌暗、苔白、脉弦细，宜活血化瘀、行气止痛、解余毒。

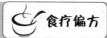

食疗偏方

大枣马齿苋粥治湿盛型带状疱疹

大枣 12 个，鲜马齿苋 30 克，薏苡仁 50 克，红糖适量。按常法煮粥服食。每日 1 剂，分 2 次服用，连服 5～7 天。

陈皮当归煮鸡蛋治气滞血瘀型带状疱疹

陈皮、当归各 9 克，柴胡 15 克，鸡蛋 1 个。将各味洗净，共置锅内，加水同煮，等鸡蛋熟后去壳再入锅煮15~20分钟，去渣，吃蛋喝汤。每日1剂，连服6~7天。

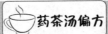

夏枯草板蓝根糖饮治热盛型带状疱疹

夏枯草15克，板蓝根、冰糖各20克，生甘草2克。将板蓝根、生甘草切片，夏枯草切碎，三味一同放入砂锅中，加水煎汤，滤渣取汁，趁热调入冰糖令溶。每日1剂，分早、晚2次服用，连服7~10天。

银花紫草茶治热盛型带状疱疹

金银花10克，紫草5克。金银花晒干，紫草切片、晒干，一同放入有盖杯中，用沸水冲泡，代茶饮。每日1剂，连服7~10天。

桃叶酊治各种带状疱疹

取嫩桃叶1把，约7~8片，清洗干净，捣烂，置于碗内加入小半杯高粱酒调匀，用药棉蘸桃叶酒汁，先涂搽患处的外围，然后慢慢往内部搽。每半小时至1小时擦1次，3个小时后可止痛；之后每1~2小时搽1次，睡前再搽1次，第2天基本可痊愈，以后视病情再搽。

三花止痒酊治各种带状疱疹

凤仙花、金银花、野菊花、蛇床子各10克，白鲜皮12克，水杨酸5克，石炭酸2克，75%酒精1000毫升。将前5味浸入酒精内，密封，每日摇荡1次，5~7日后滤取上清液，加入水杨酸、石炭酸，搅匀贮瓶即成。

外用涂擦患处，每日 3～4 次，直至病愈。

红薯蒂头治湿盛型带状疱疹

红薯 5 个，取其蒂头处约 1 寸的红薯头，将红薯蒂头洗净，切剁成泥，然后在干净不加油的热锅中，快速炒一下，待红薯泥半熟时，取出晾凉，待凉透后敷贴患处，再以纱布包扎。敷贴面积要大于患处，大约 2～3 天后将红薯泥取下，再贴一次，3～4 天疱疹即可痊愈。

马齿苋治热盛型带状疱疹

马齿苋 30 克，赤小豆 60 克，大黄 4 克，雄黄 2 克，麻油适量。将前 4 味研成细末，混匀后加麻油调成糊状，涂于患处，以薄层纱布覆盖。每日换药 3～5 次，直至病愈。

无花果叶治热盛型带状疱疹

鲜无花果叶 5～7 片，洗净捣烂，加入米醋少许，外敷患处。每日换药 1～2次，直至病愈。

痤疮 海带绿豆杏仁汤巧治顽固痤疮

　　痤疮是一种毛囊、皮脂腺的慢性炎症，俗称"粉刺"。痤疮多发于青年男女，青春期过后一般可自然愈合。但其病因复杂，至今尚未明确。中医学认为，痤疮的发生是由于肺经风热熏蒸于肌肤或过食油腻辛辣之物，使脾胃湿热过盛，外犯肌肤而成；或冲任不调，导致肌肤疏泄功能失畅而发。

　　根据病因，痤疮可分为肺胃血热、湿阻血瘀及冲任不调三种类型，但以前两种更为多见。肺胃血热型痤疮的皮疹以炎性丘疹为主，可伴有脓疱、苔薄黄、脉滑数，宜宣肺清胃、凉血解毒；湿阻血瘀型痤疮的皮疹以囊肿、结节、瘢痕为主，舌紫暗、脉弦滑，宜祛湿化瘀，兼以解毒。

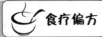

食疗偏方

海带绿豆杏仁汤治痤疮久治不愈

　　海带、绿豆各 15 克，甜杏仁 9 克，玫瑰花 6 克，红糖 30 克。将海带、绿豆、甜杏仁洗净，玫瑰花洗净，用纱布包好。将前 4 味一起放入砂锅内，加水适量，武火烧沸，改用文火煮至豆烂，拣出玫瑰花袋，调入红糖即成。每日 1 剂，连服 20～30 天。

桃仁山楂粥治湿阻血瘀型痤疮

　　桃仁、山楂各 9 克，粳米 100 克，白糖适量。桃仁、山楂水煎取汁，与粳米一同煮粥，加入白糖服食。每日 1 剂，连服 7～10 日。

山楂桃仁贝母粥治湿阻血瘀型痤疮

　　山楂、桃仁、贝母各 9 克，荷叶半张，粳米 100 克。前 4 味水煎取汁，与粳米一同煮粥。每日 1 剂，连服 30 日。

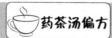
药茶汤偏方

参莲白果茶治肺胃血热型痤疮

沙参 10 克，莲子 15 克，白果 10 克。将沙参制为粗末，莲子、白果用文火炒熟、捣碎，一同放入保温杯中，冲入沸水，加盖焖 30 分钟，代茶饮用。每日 1 剂，连服 7 ~ 10 天。

山楂荷叶茶治湿阻血瘀型痤疮

山楂 15 克，荷叶 1 张，冰糖适量。将前 2 味水煎取汁，调入冰糖令溶，代茶饮。每日 1 剂，连服 7 ~ 10 天。此茶不宜空腹饮用，贫血、低血压者及孕妇、产妇、幼儿慎用此方。

板蓝根丝瓜汤治痤疮反复发作

板蓝根 20 克，丝瓜 250 克，精盐适量。将板蓝根洗净，丝瓜洗净，连皮切片。将丝瓜和板蓝根一同放入砂锅内，加水适量，武火烧沸，改用文火煮 10 ~ 15 分钟，去渣，调入精盐即成。每日 1 剂，连服 7 ~ 10 天。

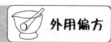
外用偏方

橙核外涂治各种痤疮

橙子核适量，捣碎，研为极细末，以水调匀，晚上睡前涂于洗净的患处，第 2 天清晨洗去即可。每日 1 次，直至病愈。

枇杷叶外洗方治肺胃血热型痤疮

枇杷叶适量，用纱布包好，加水煎汤，洗擦患处。每日 2 ~ 3 次，每次 10 分钟以上，直至病愈。

雀斑　萝卜汁牛奶外涂

雀斑是面部发生的茶褐色或黑褐色小斑点，约有针头或小米粒大小。本病的特点是自 5~6 岁开始，到青春期最多，受日光照射则会增多，没有自觉症状，也不高出皮肤，但影响美观。

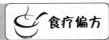

核桃仁牛奶豆浆汤治雀斑

核桃仁 40 克，牛奶、豆浆各 250 毫升，白糖适量。将核桃仁捣碎研末，放入锅内，加入牛奶、豆浆，武火烧沸 2~3 分钟，调入白糖即成。每日 1 剂，分 2 次服，连服 15~20 天可见效。

莲子薏苡仁龙眼汤治雀斑

莲子 30 克，薏苡仁 40 克，龙眼干 10 克，白糖适量。将莲子、薏苡仁、龙眼干洗净，一同放入砂锅内，加水适量，武火烧沸，改用文火煮至熟烂，调入白糖即成。每日 1 剂，30 天为 1 个疗程。

双豆百合汤治雀斑

绿豆 50 克，赤小豆、百合各 20 克，蜂蜜适量。将绿豆、赤小豆去杂洗净，放入锅内加水适量，武火烧沸，改用文火煮 30 分钟后，加入洗净的百合，再煮 10 分钟左右，调入蜂蜜即成。每日 1 剂，分 2 次服，20 天为 1 个疗程。

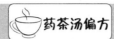 药茶汤偏方

柠檬蜂蜜茶治雀斑

新鲜柠檬 2 个，蜂蜜 500 毫升。将柠檬洗净切片，放入玻璃瓶中，加蜂蜜，以一层柠檬一层蜂蜜的方式放入玻璃瓶，盖紧瓶盖密封，放入冰箱冷藏贮存，第 2 天即可服用。用温水冲泡，代茶饮，常服有效。

马齿苋菟丝子治雀斑

干马齿苋 20～25 克，加水 5 碗，先泡 10 分钟，再入锅熬至 3 碗，1 日喝完。同时将菟丝子 25 克，稍加捣碎，加 1 碗水熬成约半碗浓汁，晾凉后以药棉蘸汁涂在雀斑上，每日抹 3～4 次，坚持使用。内服外敷同时进行，1 个月后可见效。治疗期间应避免长时间阳光直射，平时出门时搽点儿防晒面霜，能预防雀斑加深。

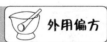 外用偏方

小红萝卜汁加牛奶治雀斑

脸上长雀斑时，可用小红萝卜榨汁加牛奶涂在脸上。临睡前涂，经过一夜，第 2 日清晨洗去。每日 1 次，坚持不久，雀斑就可消失。

玉肌散治雀斑

绿豆 250 克，白芷、滑石各 30 克，白附子 6 克。将此 4 味药材共研细末，混匀，装瓶备用。每次取药末 15 克，加水调匀，清洗面部，每日 1～2 次，坚持使用 1 个月后可见效。

白癜风　无花果叶酊外擦

白癜风为一种皮肤色素缺乏症，是由于皮肤表皮与真皮交界处的色素细胞功能丧失，不能产生黑色素所致。白癜风可发生于任何部位的皮肤上，常见于面、颈、手、背、前臂等处，大小形态不一。白癜风属于中医学中"白癜""白驳""白驳风"的范畴。中医学认为，白癜风是由风、湿之邪郁于皮毛、气血失和、肤失濡养所致。

食疗偏方

凉拌马齿苋治白癜风

鲜嫩马齿苋 500 克，去杂洗净，入沸水锅中焯透，捞出过凉，挤干水分，切碎，放入盘内，加精盐、味精、蒜泥、米醋、香油拌匀即成。每日 1 剂，连食 10 ~ 15 天。

马齿苋冰糖粥治白癜风

新鲜马齿苋 120 克，大米 60 克，冰糖 30 克。将马齿苋洗净切碎，大米淘洗干净，冰糖捣碎。锅内加水适量，先放入大米煮粥，八成熟时加入冰糖末、马齿苋末，再煮至粥熟即成。每日 1 剂，分 2 次服用，连服 15 ~ 20 天。

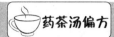

白斑补肾汤治白癜风

覆盆子、枸杞子、熟地黄、川芎、白芍各10克，黑芝麻、沙苑子、白蒺藜、女贞子各15克。水煎服，代茶饮。每日1剂，连饮3个月。

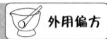

无花果叶酊治白癜风

无花果叶5~6片，50度以上白酒150毫升。将无花果叶洗净，切碎研末，浸入白酒，密封，7~10日后即成。外用涂搽患处，每日3次，直至病愈。

红花蒺藜酊治白癜风

红花、白蒺藜、川芎各30克，30%酒精300毫升。将前3味药共制粗末，浸入酒精内，密封，每日摇荡1次，7日后去渣即成。外用时涂搽患处，每日3~5次，用药后在日光下晒10~20分钟，坚持用至病愈。用药期间忌辛辣食物及烟酒。

手足皲裂　维生素E治秋天皲裂效果好

手足皲裂是指由各种原因引起的手足部皮肤干燥和裂纹，伴有疼痛，严重者可影响日常生活和工作。手足皲裂既是一些皮肤病的伴随症状，也是一种独立的皮肤病。

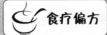

红枣芝麻粥治手足皲裂

糯米50克，红枣40克，芝麻25克，白糖适量。将糯米洗净；红枣洗净去核；芝麻洗净，用小火焙熟，趁热碾成粉末。糯米放入锅中，加入适量水，武火烧开，加入红枣、芝麻，改文火边煮边搅拌至熟，调入白糖，当点心食用。每日1剂，连服10~15天。

羊肉当归生姜汤治手足皲裂

取肥羊肉500克，当归30克，生姜15克，精盐适量。将羊肉洗净切块，与当归、生姜共置于锅内，加水炖熟，加精盐调味吃肉喝汤。每日1剂，连服2周。

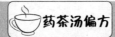

当归芍地汤治手足皲裂

当归、甘草6克，白芍、桑白皮各12克，熟地黄、何首乌、丹参、黄精各 15 克，鸡血藤 20 克，桃仁、防风、蒺藜各 10 克。水煎服。每日 1 剂，15 剂为 1 个疗程。

桃仁红花汤治手足皲裂

桃仁、赤芍、生地黄、何首乌、防风、麦冬各 15 克，红花 6 克，当归 12 克，玄参 20 克，甘草 10 克。水煎服。每日 1 剂，15 剂为 1 个疗程。

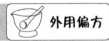

外用偏方

维生素 E 治秋天手足皲裂

将维生素 E 胶囊用针扎眼，将油挤出，涂抹到洗净擦干的患处。每日 3～5 次，愈后仍要经常涂抹，以防再次皲裂。

醋治手足皲裂

食醋 500 克，放在铁锅里煮开锅 5 分钟，然后把醋倒入盆里，待温后将患处泡在醋里 10 分钟左右。每日泡 2～3 次，7 天 1 个疗程。

柿子水治手皲裂、冻裂

每晚睡觉前，用温水先洗手，再把柿子水挤到手上，来回反复用力搓，连续几次使用，可治手皴裂、冻裂。

橘子皮治手脚皲裂

将新鲜的橘子皮捣烂取汁，涂擦在手脚裂口处，每日 3～4 次，可使裂口处的硬皮渐渐变软，裂口愈合。还可用晾干的橘子皮泡水洗手、洗脚，每日 1 次，连续使用 2 周。

大枣治手脚皲裂

大枣数个，去皮、核，温水洗净，加水煮成糊状，涂抹于裂口上。每天 2～3 次，轻者一般 2～3 次即可治愈。

甲沟炎　猪胆包手指可消肿

甲沟炎，顾名思义就是在甲沟部位发生的感染，此病多因甲沟及其附近组织刺伤、擦伤、嵌甲或拔"倒刺"后造成的。甲沟炎初起时只是一侧甲沟红肿疼痛，短时间内可化脓感染，进而扩散至指甲根部和对侧甲沟，形成指甲周围炎，也可扩散至甲下形成甲下脓肿。如果不及时处置可发展成脓性指头炎，甚至引起指骨骨髓炎，也可变为慢性甲沟炎、经久不愈甲沟炎或甲下脓肿。

猪胆治甲沟炎

新鲜猪胆 1 个，倒去部分胆汁，套在病指（趾）上，用胶布扎紧，不让胆汁流出。半小时内可止痛，5 天左右肿胀可消除。一般 3 天左右换一个猪胆。注意不要扎得过紧，以免影响血液的循环。

乌梅治甲沟炎

乌梅适量，用湿毛巾包裹，待乌梅湿润后去核取肉，将乌梅肉内面外敷患处并固定。每日早、晚各换药 1 次，一般 1～3 日即可痊愈。如甲沟炎已成脓可先用消炎药消炎，排脓后再用上法。

马鞭草治甲沟炎

鲜马鞭草适量，洗净，加食盐少许混合捣烂，敷于患处并包扎。每日换药 1 次，一般使用 1～3 日症状可减轻，5 日可治愈。

绿茶黑芝麻治甲沟炎

绿茶叶、黑芝麻、精盐各 1 克，加少许生理盐水混合，捣烂如泥。患处皮肤常规消毒后，敷上药，每日换药 1 次，连续用药 2~4 次。注意在敷药期间患处不可沾水。

仙人掌红花油治甲沟炎

新鲜仙人掌 50 克，食盐 2 克，正红花油 6~8 克。将仙人掌除刺后捣为糊状，加入食盐、正红花油，调匀后盛于容器中备用。当日使用，当日配制。使用时取药膏适量外敷于患处，并以纱布包扎，每日早、晚各换药 1 次，4 日为 1 个疗程。

脚气　紫皮大蒜杀菌效果好

脚气是一种浅部霉菌感染所致的常见皮肤病，分为干性和湿性两种类型。干性脚气症状为脚底皮肤干燥、粗糙、变厚、脱皮、冬季易皲裂等；湿性脚气症状为脚趾间有小水疱、易糜烂，皮肤湿润、发白，擦破老皮后可见潮红、渗出黄水等。不管是干性脚气还是湿性脚气，均有奇痒的特点，也可同时出现，反复发作。通常，春夏加重，秋冬减轻。

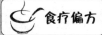
食疗偏方

豇豆赤豆粥治脚气水肿

豇豆、赤小豆各 60 克，大米 100 克。分别将豇豆、赤小豆洗净，用清水泡软；大米淘洗干净。将 3 者一同放入锅中加水适量，共煮粥。每日 1~2 次，连服 10~15 天。

花生红枣鸡脚汤治脚气

花生 90 克，红枣 10 个，鸡脚 10 只，瘦肉 120 克，陈皮半个。将红枣去核，洗净，瘦肉、鸡脚分别焯水。陈皮加适量水煮沸，放入红枣、瘦肉、鸡脚文火煲 2~3 小时，调味即可，吃肉喝汤。每日 1 剂，连服 7~10 天。

冬瓜赤小豆汤治脚气

冬瓜 500 克，赤小豆 50 克，冰糖适量。将冬瓜洗净切块，加适量水与赤小豆一起煮至烂熟，放入冰糖令溶。每日 1 剂，分 2 次服完，连服 7~10 天。

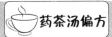

洋葱萝卜籽汤治脚气肿痛

洋葱 100 克，萝卜籽 50 克。将洋葱洗净切碎，萝卜籽洗净，一同放入砂锅内，加水适量，武火烧沸，改用文火煮 25 分钟，去渣饮汤。每日 1 剂，连服 5～7 天。

麦芽煎治脚气

麦芽适量，水煎服。每日 1 剂，连服 7～10 天。

白扁豆散治脚气浮肿

白扁豆适量，研为细末，每餐饭前取 10 克，用灯心草煎汤服下。每日 3 次，每次 10 克，连服 7～10 天。

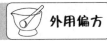

紫皮大蒜治脚气

紫皮大蒜 1 头，切成薄片，睡前洗脚后，用大蒜片擦脚气患处 3～5 次，然后晾干。当脚气症消失后，再坚持擦 2～3 个月，即可治愈。

香蕉皮治脚气

取香蕉皮内的软膜，用手捏成糊状，洗脚后敷在脚气处。每日 1 次，每次 10 分钟左右，一般 2 次即可见效，连涂十几次可基本治愈。

醋蒜治脚气

鲜大蒜 3 个，剥皮捣碎，放在 1 个搪瓷器皿内，再倒入 500 克老醋，泡 40 个小时。再以此液泡患脚，每天 3～4 次，每次半小时，一般 10 天可愈。

老盐汤治脚气、脚痒

取腌水芥的老盐汤少许泡脚，泡时可抬起脚跟只浸泡十趾。每晚泡1次，每次泡15分钟，泡后稍停片刻再用清水冲洗干净，连泡5～7天。如果脚气已出现溃烂，则不可使用此方。

啤酒泡脚治脚气

将瓶装啤酒倒入盆中，不加水，患脚清洗干净后，放入盆中浸泡20分钟，再冲干净即可。每周泡1～2次，连泡10～15天。

柳叶泡水治脚气

取鲜柳叶250克，放在脚盆内加沸水浸泡，脚盆上盖上大毛巾焖5分钟，待水温降到不烫时，泡脚10～15分钟。2～3天泡1次，连泡15天可愈。

鸡眼 乌梅补骨脂酊外擦有奇效

鸡眼是由于皮肤长期受压或者摩擦而引起的角质增生性损害，为蚕豆大或者碗豆大的锥状体，质地坚实、光滑透明、界限清楚、略凸出皮肤表面，颜色在淡黄色至深黄色不等。中医学称其为"肉刺"。

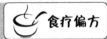

醋泡鸡蛋治鸡眼

鸡蛋数个，米醋适量。将鸡蛋煮熟去壳，浸入米醋24小时后即可食用，每日早晨空腹服2个鸡蛋，喝2匙醋。每日1剂，连服7~10天。胃酸者慎用此方。

蒜泥白肉治鸡眼

五花肉200克，黄瓜1根，香葱1根，大蒜1个，葱、姜、盐、辣椒油、酱油、芝麻香油各适量。将黄瓜洗净，用削皮器削成长薄片；葱切段，姜切片，大蒜捣烂成泥；五花肉与葱段、姜片、食盐一同放入锅中，武火烧开，改文火煮20分钟左右，捞出五花肉，沥干水分，切长薄片。将蒜泥、油辣椒、酱油、芝麻香油、盐一起放进小碗，搅拌均匀成蒜泥汁；用五花肉片包黄瓜片，一片五花肉包一片黄瓜片，装入盘中；取适量蒜泥汁浇在肉片上即成。每日1剂，佐餐食用，连吃7~10天。

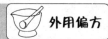

丹参沙参汤治鸡眼

丹参、沙参各50克，水煎服。每日1剂，分2次服完，连服15～20天。

麻黄杏仁汤治鸡眼

麻黄、炒杏仁各15克，防己、薏苡仁、白术各30克，甘草10克。水煎服。每日1剂，分2次服完，连服6～9天。

乌梅补骨脂酊治鸡眼

补骨脂40克，乌梅干10克，95%酒精80毫升。将补骨脂、乌梅干制为粗末，浸入酒精内，密封，每日摇荡1次，5～7日后去渣即成。用时外涂搽鸡眼，每日3次，一般3～5天鸡眼可软化，自行脱落。

蒜汁治鸡眼

紫皮大蒜切片挤汁，将患处在温水中泡1小时，使鸡眼周围的硬皮泡软，用剪刀剪去，直到露出一个小黑点之后，再涂上蒜汁。每日2～4次，持续治疗3～5天即可见效。

葱白治鸡眼

取葱白根部的白色茎上最外层薄皮，贴于鸡眼上，以胶布固定好。每天换药1次，3～5天后鸡眼周围的皮肤会发白、变软，最后自行脱落下来。

搓盐治鸡眼

将食盐研细，用手抹在鸡眼处使劲擦，一直到盐被擦溶后停止。每天2次，一般5～6次后鸡眼就会自然脱落、消失。

第五章

眼耳口鼻小偏方，焕发你面容原有的光彩

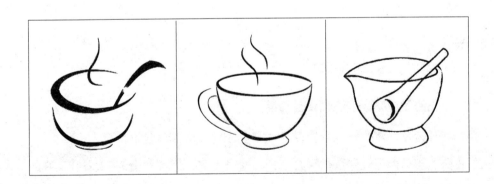

酒糟鼻　地丁银花功效好

　　酒糟鼻，又称酒渣鼻、赤鼻或玫瑰痤疮，是发于鼻部的一种慢性炎症皮肤病，大多发生于中年人，女性多于男性，但通常男性患者的病情较重。酒糟鼻通常表现为外鼻皮肤发红，鼻尖最为显著；病情进一步发展，皮肤会增厚，甚至长出小脓疱或皮疹，外观粗糙不平，类似酒糟样，故名酒糟鼻。

　　酒糟鼻按照发展过程，可以分为三期：红斑期、丘疹期、鼻赘期。红斑期表现为以面中部为主的红斑，最初表现为红斑，遇辛辣食物、气温骤变及精神紧张时明显，久之变成持久性红斑；丘疹脓疱期不仅有红斑，还会反复出现丘疹、脓疱；鼻赘期表现为鼻尖部外观肥大，分布着大小不等的隆起性结节。

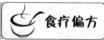 食疗偏方

马齿苋银花粥治酒糟鼻丘疹期

　　马齿苋、薏苡仁、金银花各适量。先用3碗水煎金银花至2碗，去渣，将药液与马齿苋、薏苡仁混合煮粥。每日1次，连续食用1~2周有良好的疗效。

山楂粥治酒糟鼻鼻赘期

　　干山楂、粳米，混合煮粥。每日1次，连服7日。

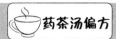

地丁银花汤治酒糟鼻丘疹期

紫花地丁 30 克，金银花、蒲公英、野菊花各 15 克，连翘 12 克，栀子、玄参各 10 克，甘草 5 克，大黄 3 克。水煎服。每日 1 剂，分 2 次服用，连服 7 ~ 10 天。脾胃虚寒者慎用此方。

地菊枇杷饮治酒糟鼻红斑期

生地黄 15 克，菊花 12 克，枇杷叶、桑白皮、黄芩、栀子各 10 克，桔梗 6 克，黄连、甘草各 5 克，水煎服。每日 1 剂，分 2 次服用，连服 7 ~ 10 天。

石膏生地甘草汤治酒糟鼻

石膏 45 克，生地黄 30 克，白花蛇舌草、半枝莲各 20 克，半边莲 15 克，杏仁 10 克，麻黄、生甘草各 6 克，大黄 4 克。每日 1 剂，水煎 3 次，将前 2 次的煎液混合，早、晚分服。第 3 次煎液浸洗鼻部 5 分钟。2 周为一个疗程，可根据情况使用 1 ~ 3 个疗程。

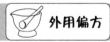

牛奶雄黄外敷治酒糟鼻丘疹期

雄黄 25 克，轻粉、硼砂各 10 克，牛奶适量。将雄黄、轻粉、硼砂混在一起研磨成细末，再加入牛奶调和，外敷在鼻子上，15 分钟之后洗净。每日 1 ~ 2 次，10 天为 1 个疗程。

绿豆荷花治酒糟鼻红斑期

绿豆 450 克，干品荷花瓣 60 克，滑石、白芷、白附子各 15 克，冰片、密陀僧各 6 克，共研细末。使用时先将患处洗净，白天擦药末，晚上则以温水将药粉调成糊状，涂在鼻子上，第 2 天清晨洗掉。每日 1 次，2 周为 1 个疗程。

杏仁硫黄治酒糟鼻丘疹期

杏仁、硫黄各 12 克，轻粉 6 克。先将硫黄研细，然后加入杏仁同研，最后加入轻粉，共研和匀。用手指或棉签蘸药粉擦患处。每日 2~3 次，2 周为 1 个疗程。

红眼病　白菊夏枯草煎汤饮

俗称的"红眼病"，医学上称之为传染性结膜炎，又叫暴发火眼，是一种急性传染性眼炎。本病全年均可发生，以春夏季节更多见。红眼病的传染方式为接触传染，如接触患者用过的毛巾、洗脸用具、水龙头、门把手、游泳池的水、公用的玩具等。因此，本病常在幼儿园、学校、医院等集体单位广泛传播，暴发流行。

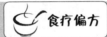

苦瓜汤治红眼病

苦瓜400克，洗净去子，加适量水煮汤食用，喝汤吃苦瓜。每日1剂，直至病愈。

芹菜杞叶粥治红眼病

新鲜芹菜叶60克，新鲜枸杞子叶30克，大米80克，精盐适量。将枸杞子叶洗净，芹菜叶洗净切碎，大米淘洗干净，与芹菜叶、枸杞子叶一同放入砂锅，加入适量水煮成菜粥，熟后加盐调味食用。每日1剂，分早、晚2次服完，坚持服用至病愈。

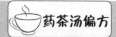

药茶汤偏方

白菊夏枯汤治红眼病

黄豆 30 克，夏枯草 15 克，白菊、桑叶各 12 克。将各味一同放入锅中加水煎汤，加入白糖少许调味饮用即可。每日 1 剂，连服 5~7 天。

银花菊花汤治红眼病

金银花、蒲公英各 15 克，菊花、黄芩、栀子、甘草各 10 克，薄荷 8 克，蝉蜕、黄连各 5 克。水煎服。每日 1 剂，一般 3~5 剂即可治愈。

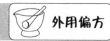

外用偏方

黄柏内服外洗治红眼病

黄柏 20 克，用清水 1 碗浸泡 1 小时，然后置于炉上煮开，稍凉后先喝下半碗，然后用余下的半碗药液洗眼。洗时用一小块消毒棉球蘸药汁滴入双眼内，再用卫生纸将眼睛周围渗出的药汁擦去即可。大约每 1~2 小时洗 1 次眼睛。每日 1 剂，一般 3 天即能痊愈。

菊花水熏洗治红眼病

以滚开的水冲泡菊花，先用热气熏患眼，待热气消退后倒出一半菊花水喝下，另一半用纱布蘸洗双目。每日 3~4 次，菊花泡化了就换新的，如此治疗 2~3 天之后，便可见效。

黄连熏洗治红眼病

黄连 10 克，蝉蜕 8 克，加水 200 毫升煮沸，先以热气熏蒸双目，待药液温后，再洗双目。每日 3~4 次，每剂药可连用 2~3 日。一般使用 1 剂药即可见效。

麦粒肿　金银花热敷有奇效

麦粒肿又称为针眼，是眼睑的一种急性化脓炎症，多为金黄色葡萄球菌感染所致。麦粒肿根据部位不同，又可分为外麦粒肿和内麦粒肿两种。外麦粒肿发生在睫毛根部皮脂腺，表现在皮肤面；内麦粒肿发生在睑板腺，表现在结膜面。

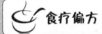

黄花菜汤治麦粒肿

黄花菜、马齿苋各 30 克。将黄花菜、马齿苋洗净，放入锅中，加水适量，煎煮即可，饮汤吃菜。每日 1 剂，分 2 次服完，连服 7~10 天。

夏枯草煮鸡蛋治麦粒肿

夏枯草 120 克，鸡蛋 1~2 个，薄荷 20 克。夏枯草、鸡蛋加水适量同煮，蛋熟去壳，放入锅中继续煮，再加入薄荷，煮约 10 分钟即可，吃鸡蛋喝汤。每日 1 剂，连服 7~10 天。

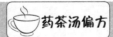

金银花露治麦粒肿

金银花适量，加水浸泡 30 分钟，煎汤，滤渣取汁，代茶饮。每日 3 次，每次 15~20 毫升，连服 5~7 天。

菊花甘草饮治麦粒肿

菊花、甘草各 15 克，以水 2 碗将 2 味浸泡 30 分钟后煎汤，煮沸 10 分钟，滤渣取汁，代茶频饮。每日 1 剂，连服 5~7 天。

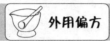

外用偏方

金银花热敷治麦粒肿初起

金银花适量，用清水浸泡后煎汤取汁，分 2 份，一份服用，另一份用纱布蘸取汤液热敷病眼。每日 1 剂，连续内服外用 3~5 天。

绿茶热熏治麦粒肿

绿茶适量，泡浓茶，以热气熏病眼。熏时要睁开眼睛，靠近茶杯，病眼很快就会有轻松感。每日 2~3 次，每次 15 分钟，如果肿粒大可多熏一会儿，一般熏 2~4 次就可消肿。

淡盐水外擦治麦粒肿

盐 1 小勺，冲入一茶杯的开水，待水温合适时用卫生棉球洗眼睛。每日 3 次，每次 5 分钟，3 日即愈。

鸭跖草治麦粒肿

选用鲜鸭跖草整株，洗净，只选茎部的一段，在酒精灯上烤，或者用手指直接挤出汁液来，将汁液涂在眼部皮肤红肿的地方。每日 1~2 次，一般 4~5 次，麦粒肿便能消失。

耳尖放血治麦粒肿初起

在耳尖处用碘酒或医用酒精消毒，然后用医用无菌针头在耳尖处放出 1 滴血，麦粒肿第 2 天就会明显变小或者消失。

青光眼　蜂蜜对急、慢性青光眼都有效

青光眼是指眼内压间断或持续升高的一种眼病，可以给眼球各部分组织和视功能带来损害，如不及时治疗，视野可能逐渐丧失而最终失明。青光眼是导致人类失明的三大致盲眼病之一，全球发病率为1%，45岁以后发病率增高至2%。

● -

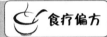

食疗偏方

蜂蜜治青光眼

取蜂蜜适量，温水调服，可以有效缓解青光眼症状。急性青光眼患者，每日3次，每次80毫升，一般第2天症状即可缓解；慢性青光眼、眼压持续偏高者，每日3次，每次50毫升，连服5~7天。

猪肚薏苡仁枸杞子汤治青光眼

猪肚1具，薏苡仁10克，枸杞子15克。将猪肚洗净，把枸杞子及薏苡仁塞进猪肚内，用棉线将猪肚两头扎起来，放在锅内加3~4碗水，慢慢煮至猪肚熟烂即可。趁热喝汤吃肉，1具猪肚可分3餐食用，也可分成2天吃完。一般连服2~4具猪肚可见症状缓解。

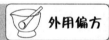

槟榔饮治青光眼

未经切开的小粒槟榔 5 个,洗净拍碎,加 5 碗水煮至 3 碗,代茶饮。每日 1 剂,连服 5~7 天。服后会有腹泻,以轻泻为度,如果不会腹泻则增加槟榔数量。不过,也不能放太多槟榔,否则除腹泻外还会恶心、呕吐。服用一周之后检查眼压,然后根据情况酌情再用。

菊花治青光眼

菊花、夏枯草各 15 克,黄芩 10 克。水煎服。每日 1 剂,分 2 次服用,连服 5~7 天。

外用偏方

向日葵治青光眼

向日葵盘 1 个,洗净切碎,放入锅中,加水煎煮约 1 小时,去渣取汁,一半内服,一半熏洗眼睛。每日 1 剂,连续内服外洗 5~7 天。

土豆藕汁治青光眼

土豆汁、藕汁各等份,过滤之后点眼。每日 2~3 次,每次 1~2 滴,连滴 3~5 天可见效。

白内障　食疗、按摩双治疗

凡是各种原因，如老化、遗传、局部营养障碍、免疫与代谢异常、外伤、中毒、辐射等引起的晶体代谢紊乱，导致晶状体蛋白质变性而发生混浊的病症，统称为白内障。白内障多见于40岁以上者，且随着年龄增长发病率会增高。

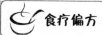

何首乌羊肝治白内障

何首乌、鲜羊肝各100克。何首乌加水750毫升，武火烧开，转文火再煮半个小时后停火，去渣取汁，将药液分成3份装；鲜羊肝洗净切片，分成3份。使用时以1份药液和1份羊肝片共煮，水开后立即用热气熏病眼，水凉后吃羊肝喝汤。每日早、午、晚各熏1次，长期坚持有效。注意不要放盐。

黄酒泡枸杞子治白内障

枸杞子250克，黄酒适量。将枸杞子浸入黄酒中，密封3个月即成。每晚临睡前饮20毫升，连饮10~15天。

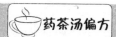

枸杞子熟地汤治老年性白内障

枸杞子、熟地黄、黄精、何首乌各15克，茯苓、菟丝子、楮实子各12

克，海藻、昆布各 10 克。水煎服。每日 1 剂，分 2 次温服，连服 7~10 天。

决明汤治老年性白内障

生石决明 30 克，草决明 15 克，谷精草、生地黄、赤芍、女贞子、密蒙花、白菊花、沙苑子、白蒺藜、党参、黄芪、黄芩各 12 克，炙甘草 6 克。水煎服。每日 1 剂，连服 7~10 天。

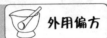

按揉穴位治白内障

选睛明穴、攒竹穴、鱼腰穴、丝竹空穴、瞳子髎穴、四白穴、太阳穴等穴位（图 5-1），每穴按揉 60 次，顺时针、逆时针各 30 次。开始与结束时手法轻些，中间手法重些。每日 1 次，长期坚持有效。

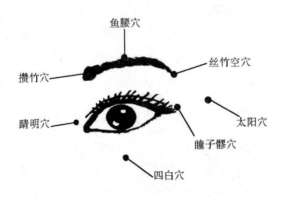

图 5-1　眼部穴位

鼻炎　辛夷花治疗大显身手

鼻炎，即鼻腔的炎性疾病，主要病理改变是鼻腔黏膜充血、肿胀、渗出、增生、萎缩或坏死等，可分为慢性鼻炎、急性鼻炎、药物性鼻炎、萎缩性鼻炎等。鼻炎的临床表现为鼻塞、多涕、嗅觉下降、头昏、头痛等。

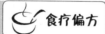

丝瓜藤粥治鼻炎、鼻窦炎

鲜丝瓜藤 60 克，大米 100 克，冰糖 30 克。将丝瓜藤洗净、切长段，放入水中先煎 15 分钟，去渣，加入大米煮粥，快熟时加入冰糖，再稍煮即成。每日 1 剂，分 1～2 次服用，连服 7～10 天。

辛夷花百合粥治过敏性鼻炎

取辛夷花适量，百合 20 克，粳米 60 克。将百合、粳米洗净，一同煮粥，辛夷花研为细末，每取 1～2 汤匙，调入百合粳米粥内即成。每日 1 剂，连服 10～15 天。

辛夷花煮鸡蛋治慢性鼻炎、鼻窦炎

辛夷花 10～20 克，鸡蛋 2 个。将鸡蛋洗净，与辛夷花一同入锅，加水煎煮。待鸡蛋熟后去壳再入锅煮 7～10 分钟，吃蛋饮汤。每日 1 剂，连服 7～10 天。

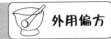

辛夷花茶治鼻炎

辛夷花 3 ~ 6 克，放入杯中，用沸水冲泡，代茶饮。每日 2 剂，可常饮。

三花二子汤治鼻窦炎

金银花、辛夷花、旋覆花、苍耳子、蔓荆子各 10 克。水煎服。每日 1 剂，连服 15 ~ 20 日。

外用偏方

芫花酊治鼻炎

干品芫花根 30 克，75% 酒精 100 毫升。将芫花根制为粗末，浸入酒精内，密封 5 日后去渣即成。使用时，取黄豆大小的干棉球，蘸芫花酊，挤干，外面再裹一薄层消毒的干棉花，深深塞入鼻腔内。每日塞 1 次，每次持续 1 ~ 2 小时后取出。连用 5 次为 1 个疗程。

食醋治过敏性鼻炎之伤风流涕

白醋少许，以棉签蘸后擦抹鼻孔，将鼻腔内各处都擦到，可以有效缓解过敏性鼻炎伤风感冒、流鼻涕。

龙眼核冰片散治急、慢性鼻炎

龙眼核 50 克，冰片 5 克。将 2 味炒脆，共研细末。每次取少许吹入洗净的鼻腔内。每日 3 次，连用 5 ~ 7 日。

冷热水按摩治过敏性鼻炎

早晨洗脸时，凉水按摩鼻翼两侧 16 次；晚上洗脸时，温热水同样按摩 16 次。3 个月后过敏性鼻炎的症状有明显减轻，1 年后可基本治愈。

鼻塞　小小萝卜作用大

　　鼻塞是最常见的症状之一，常见病因包括鼻炎、鼻窦炎、鼻息肉、扁桃体炎、咽炎等。理论上来说，鼻塞可以通过不同的方法来治疗。

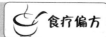

凉拌大葱治感冒鼻塞

　　大葱、嫩豆腐各适量，食盐、食醋、香油等调料少许。大葱洗净切丝，豆腐切片，共置盘中，加食盐、食醋、香油等调料，凉拌食用。每日1剂，连服7～10天。

生姜炒米粥治鼻塞

　　生姜30～50克，炒米50克，食盐适量。生姜切片，与炒米共煮成粥，加食盐调味后食用。每日1剂，连服7～10天。

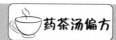

紫苏茶治感冒鼻塞

　　干紫苏叶16克，红糖适量。将干紫苏叶揉成粗末，放入茶杯中，用沸水冲泡，加红糖令溶，代茶频饮。每日1剂，连服7～10天。

橘皮冰糖饮治鼻塞

　　新鲜橘子皮适量，洗净切丝，加适量的冰糖，用开水直接冲泡，代茶饮用。每日 1 剂,连服 7~10 天。

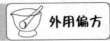

白萝卜煮水治鼻塞头痛

白萝卜 3~4 个,洗净放入锅中,加水适量煮水,水沸后用蒸气熏鼻,约 5~7 分钟后,鼻子会渐畅通,头痛也会消失。

淡盐水滴鼻治鼻塞

食盐 1 克,溶解在 100 毫升水中,装入滴管,每天滴鼻 3~5 次,可常用。既可使鼻子保持畅通,又不损伤鼻黏膜。

鲜姜条治感冒鼻塞

感冒鼻塞,可在睡觉时往两个鼻孔内各塞 1 个鲜姜条,3 小时后取出,1~2 次即可愈。如效果不佳,可在第 2 天再塞 1 次。姜条要切得粗一点,如果鼻腔受到鲜姜的刺激感觉不适的话,可以在鲜姜条外包一层薄薄的药棉。

鼻出血　细绳缠中指可迅速止住血

鼻出血，即中医学中的鼻衄，是临床常见的症状之一。可由鼻部的疾病引起，也可能由其他疾病所致。通常，鼻出血都是一侧鼻子出血，少数情况下有两侧鼻子同时出血的状况。

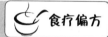

莲藕蜂蜜治鼻出血

莲藕50克，用钢丝刷充分洗净，再用凉开水冲两遍，放入果汁机中榨出原汁，加蜂蜜调匀服用。每日1次，连续服4次即可见效。没有果汁机，也可直接将莲藕沾蜂蜜生吃，一样有效果。

丝瓜汁治鼻出血

新鲜丝瓜一块，去皮后切成块状，以细纱布将丝瓜汁挤出盛在平时吃饭的碗中，约七分满即可。加入蜂蜜拌匀后服下。每日1次，每次1碗，约3次即可治愈。

韭菜汁防治鼻出血

韭菜250克，先用水浸泡，去除农药，摘洗干净，再以凉开水清洗一遍，捣烂挤出汁液，取约100毫升的韭菜汁，冲入50毫升热开水，趁热服用。每日1剂，连续服用3天即可治愈。

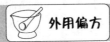

藕根水治习惯性鼻出血

将藕根洗净晒干，熬水。每日1剂，连喝5~6天即可见效。

莲蓬茶治习惯性鼻出血

新鲜莲蓬5~6个，洗净，放入锅中，加水约3碗，先浸泡半小时，再炖半小时，稍凉后代茶饮。每日1剂，连服3~4剂，一般习惯性鼻出血即可治愈。

丝瓜叶防治鼻出血

丝瓜叶10~15片，洗净，再用凉开水冲洗1遍，加半碗水放在果汁机中打汁，去渣取汁，盛入碗中，加入适量蜂蜜调匀服下。每日1剂，连服3~5天。

外用偏方

细绳缠中指快速止鼻出血

流鼻血时，取细绳在中指指根处缠绕几圈，松紧度以略紧但不影响血流为度。左鼻出血缠右手中指，右鼻出血缠左手中指。血可立即止住。

两手互勾止鼻出血

流鼻血后，只要自己用两只手的中指互相一勾，即可在数十秒内止血。如果小儿流鼻血了，但又不会勾手指，那么家长可用自己的两个中指勾住小儿的左右中指，同样可以很快止住鼻血。

指压止鼻出血

流鼻血后马上以拇指和食指捏住踝关节及足跟之间的凹陷处，左鼻出血捏右侧，右鼻出血捏左侧，血很快就会止住。

指压耳廓止鼻出血

左鼻出血用左手中指按住左耳后廓突鼓处，右鼻出血则用右手按右耳后廓突鼓处。同时头后仰，鼻孔朝上，以口换气，约3~5分钟，鼻血即可止住。

中耳炎 蛋黄油滴耳消炎可镇痛

中耳炎是累及中耳全部或部分结构的一种炎性病变,好发于儿童。中耳炎可分非化脓性和化脓性两类,有耳朵疼痛、发热、听力减退等局部症状及头痛、全身不适、食欲不振等全身症状。中医学认为,中耳炎属于"脓耳""聘耳"的范畴,治疗以清热、解毒、除脓为主。

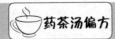

食疗偏方

薏苡仁银花粥治中耳炎

薏苡仁18克,金银花12克,柴胡9克,鳖甲15克,红糖适量。将金银花、柴胡、鳖甲煎汤取汁,与薏苡仁一同煮粥,调入红糖令溶。每日1剂,连服5天。

豆豆饭治中耳炎

白扁豆、黑豆各50克,郁李仁15克,粳米250克。将扁豆、黑豆浸泡,郁李仁去皮研碎,粳米淘洗干净,与白扁豆、黑豆、郁李仁一起煮至五成熟,过滤,上笼蒸熟,稍温即食。每日1剂,连服7~10天。

药茶汤偏方

莲心茶治中耳炎

莲子心10克,放入杯中,用沸水冲泡,代茶饮用。每日1剂,连服7~10天。

莲子山药银花汤治化脓性中耳炎

莲子、山药、薏苡仁、金银花各 30 克，马齿苋 50 克。将这几味加水煎服。每日 1 剂，分 2 次服用，连服 3 日。

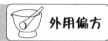

外用偏方

蛋黄油治中耳炎

鲜鸡蛋 1 个，去清，将蛋黄放入金属饭勺内，置火上熬，切勿加水。一边熬一边用筷子搅动，直到将蛋黄熬焦，等油析出便立即离火，趁热将油倒入备好的容器中贮存。中耳炎发作时，用洁净的筷子蘸蛋黄油滴入耳内，每日 2～3 次，每次 2～3 滴，连用 3～5 天即见效。

鲤鱼苦胆汁滴耳治急、慢性中耳炎

将鲤鱼腹内的苦胆轻轻摘出，胆汁挤入小碗内，以双氧水将耳道清洗干净之后，滴入胆汁，然后以卫生棉球堵住耳孔。每日 1 次，连服 3 天。

猪胆白矾末吹耳治化脓性中耳炎

猪胆 1 个，白矾 9 克。将白矾放入猪胆内，烘干，研成细末，过筛。使用时，先用 3% 的双氧水消毒耳道，拭干脓液，再用笔管吹入猪胆白矾粉末，每 2 天用药 1 次，连用 3～4 次即可见效。

川黄连藏红花粉治急性中耳炎

川黄连、藏红花各等份，混合后研磨成细末，再用香油调配成稀糊后滴入耳内。每日 3 次，每次 5～6 滴，连用 3～5 天可见效。

核桃油冰片滴耳治化脓性中耳炎

核桃仁 6 个，冰片 6 克。将核桃仁捣烂，压挤取油，加入冰片令溶即成。使用时先将耳内脓液洗净、拭干，再将药油滴入耳内。每日 1～2 次，每次 2～3 滴，连用 5～10 日。

耳鸣　常用聪耳枕有疗效

自觉耳中有蝉鸣或其他各种声响，称为耳鸣。中医学认为，耳鸣有虚、实之分。因肾阴亏损、虚火上炎，常伴有头晕、目眩、腰痛等症状，为虚证；暴怒伤肝，致肝胆之火上递，耳中暴鸣如钟鼓之声，则为实证。耳鸣迁延日久，可导致耳聋，不可小视。

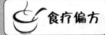

食疗偏方

皮蛋粥治耳鸣

皮蛋 1 个，大米适量，淡菜 50 克，加水共煮粥，粥熟后加盐和味精少许调味服食。每日 1 剂，常服有效。

莲心炖猪心治耳鸣

猪心 1 个，莲子心 15 克。将猪心切开 1/3，去除残血、洗净，把莲子心放入猪心内，用棉线扎紧后放入锅中，加水，以没过猪心为宜，再加一勺米酒，文火炖半小时即成。每日 1 剂，分成 2 次趁热吃肉喝汤，10 天为1 个疗程。

羊肝菠菜汤治肝阴血虚之耳鸣

羊肝 100 克，菠菜 200 克，葱、姜、盐、料酒适量。将羊肝洗净、切薄片；菠菜择洗干净，入沸水锅中焯 2～3 分钟，捞出切碎；葱洗净，切末；姜切丝。锅内加水适量，放入羊肝片、姜丝、葱末、料酒，武火烧沸，投入菠菜末，再煮沸 3 ~ 5 分钟，加盐调味即成。每日 1 剂，连服 15 ~ 20 天。

核桃仁五味子羹治肾虚耳鸣

核桃仁 5 个，五味子 4 克，白糖适量。将核桃仁、五味子捣烂，与白糖共置碗内，加水少许调匀，上笼蒸熟服食。每日 1 剂，连服 5 ~ 7 天。

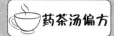

参须菖蒲茶治耳鸣

参须、京菖蒲、绿茶各 3 克。上 3 味共置茶杯中，用沸水冲泡，代茶饮。每日 1 剂，随意冲泡至味淡，常服有效。

五味子茶治耳鸣腿软

北五味子 4 克，绿茶 1 克，蜂蜜 25 克。将五味子用文火炒微焦，与绿茶共置茶杯中，加开水冲泡，稍凉调入蜂蜜，代茶饮。每日 1 剂，分 3 次温饮，连服 7 ~ 10 天。

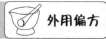

聪耳枕治耳鸣

以荷叶、苦丁茶、菊花、夏枯草、蔓荆子、石菖蒲各等份，制成枕芯，经常枕用，有聪耳明目之效。

吹气法止耳鸣

先让耳鸣者口含凉水，操作者站在耳鸣者的一侧，手捻其耳尖使外耳道变直，另 1 只手放在耳鸣者面前，然后对着耳鸣者的外耳道轻吹一口气，同时示意让他快咽水，重复1~2次，可立即消除耳鸣。

指塞法止中老年耳鸣

中老年人耳鸣时，可将小拇指尽量压入耳朵眼内，挤紧，然后再快速弹出，反复几次之后能够有效缓解耳鸣症状。

捏指治耳鸣

耳鸣时，捏双手无名指的3个关节，每个关节捏1分钟。每日1~2次，疗效立竿见影，且没有副作用。发热或手指受伤时暂停。

憋气法止老年耳鸣

耳鸣时，憋一口气，尽量憋时间长些，然后慢慢呼出。一般憋2~3口气即可使耳鸣停止。

耳聋　肾虚耳聋就用核桃仁

耳聋病因复杂，有先天性和后天性因素。耳聋的先期症状为耳鸣，逐渐发展为气闭暴聋、失去听觉。中医学认为，耳聋有虚、实之分。虚者，发病缓慢，初起多先有听力减退，称为重听，病因为下元亏损、肾精不足；实者，则发病急骤，多由外伤、外感风火及虚火上炎所致。

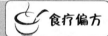

食疗偏方

核桃仁治肾虚耳聋

核桃仁6～7个，水煎汤，吃核桃仁喝汤。每日1剂，连服7～10天。

核桃仁栗子羹治肾虚耳聋

核桃仁、栗子各50克，白糖适量。栗子去皮取肉，与核桃仁共捣烂如泥，放入锅内，加水1碗，煮沸3～5分钟，调入白糖即成。每日1剂，连服7～10天。

海蜇荸荠汤治虚火上炎之耳聋

海蜇头、荸荠各100克，精盐少许。将海蜇头洗净，切碎；荸荠洗净，去皮，切片。将海蜇头、荸荠共置锅内，加水煮沸5～7分钟，调入精盐饮服。每日1剂，连服7～10天。

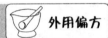

香附治耳聋

炒香附适量,研末,用萝卜籽煎汤送下。每日2次,早、晚各服6克,连服5~7天。

赤芍桃仁汤治外伤耳聋

赤芍、石菖蒲各15克,桃仁、当归、红花各12克,川芎、柴胡、蔓荆子各10克,甘草6克。水煎服。每日1剂,连服5~7天。

大葱塞耳治耳聋

大葱1根,将葱尖插入耳内,10分钟后取出。每日早、晚各1次,连用1~2周。

葱汁滴耳治外伤瘀血耳聋

大葱1根,捣烂取汁,滴入耳内2滴。每日3~4次,连用1~2周。

牙周炎　食盐、浓茶水天天用

　　牙周炎是指发生在牙龈、牙周膜、牙槽骨、牙骨质等牙齿支持组织的一种慢性破坏性疾病，多见于成年人。由于牙周炎早期多无明显自觉症状，因而容易被忽视，等到出现症状时已较严重，甚至已不能保留牙齿。牙周炎在中医学中属于"牙宣""齿动摇""齿豁"的范畴，治疗以清热泻火、补肾固齿为主。

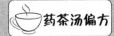

药茶汤偏方

芦根麦冬茶治牙周炎

　　鲜芦根100克或干品30克，麦冬20克。水煎取汁，代茶饮。每日1剂，连服7~10天。

固齿汤治牙周炎

　　何首乌、枸杞子各20克，石膏30克，菟丝子、桑寄生、牛膝、栀子、升麻各15克，白芷6克。水煎服。每日1剂，分2次温服，连服7~10天。

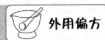

外用偏方

食盐、浓茶治牙周病

　　洗净双手，用食指蘸食盐在牙周发炎的地方按摩、擦拭，等咸得受不了的时候，再以浓茶水漱口；然后再以手指蘸盐继续按摩、擦拭患处的牙齿、牙龈、牙床，再浓茶漱口。每天早、晚各做1回，每回重复2~3次即可。大约2~3天即可痊愈，严重者1周内也可康复。使用的茶如果能浸泡3~5小时较为理想，隔夜茶效果会更好。用食盐按摩牙床时，应量力而行，不可搓破。

五倍子水含漱治牙周肿痛

牙周肿痛难忍，以五倍子煎汤，加2碗水煎至1碗，晾凉后含在口中即可，不必吞咽。每日至少早、晚各1次，由于药液特别苦涩，刚开始不必含太久，漱漱口即可，通常3~5天肿痛即可消失。

擦大蒜预防牙周炎、牙齿过敏

大瓣蒜去皮，削出新茬，用新茬在牙齿上反复涂擦，每顿饭后涂擦1次，能杀菌消炎，预防牙周炎。

第六章

男科妇科小偏方，家庭美满幸福的秘密

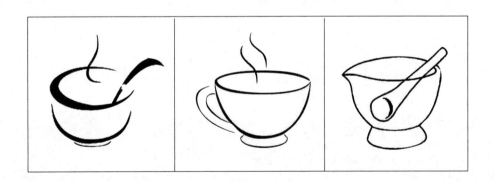

阳痿 核桃仁韭菜汤效果好

阳痿是指在性生活中男子虽有性欲，但阴茎不能勃起，或能勃起但不坚硬，从而不能正常进行性生活的一种性功能障碍。阳痿可由器质性病变或精神心理因素造成。中医学认为，肾主藏精，为人之先天之本，若肾精不足，阳无阴精以充养，就会阳痿。

中医学将阳痿分成四种类型：肾阳不足型、心脾两虚型、肝郁不疏型和湿热下注型。肾阳不足型表现为勃起无力，坚而不硬，舌淡、苔白、脉细无力，宜补肾气、益肾精；心脾两虚型表现为阳痿，精神疲乏，气短懒言，舌淡苔少、脉细弱，宜补益心脾；肝郁不疏型表现为阳痿而抑郁，精神不舒，多疑善虑，舌暗红、苔薄白，宜疏肝解郁、通络兴阳；湿热下注型表现为小便短赤，下肢痿困，舌红、苔黄、脉滑或数，宜清热、祛湿，不宜温补。

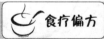

食疗偏方

核桃仁韭菜汤治肾阳不足之阳痿

核桃仁 50 克，韭菜 200 克，姜 60 克，精盐、味精、香油各适量。将核桃仁洗净拍碎；韭菜去杂洗净，切段备用。锅内加水适量，放入核桃仁、姜片，武火烧沸，改用文火煮沸 15 分钟，撒入韭菜段，再煮 2~3 分钟，调入精盐、味精、香油即成。每日 1 剂，连服 1 个月。

虾仁海参汤治阳痿不举

虾仁 100 克，水发海参 150 克，葱段 10 克，生姜 3 片，料酒、精盐、胡椒粉、香油、香菜末各适量。将虾仁用清水浸软，洗净切粒；水发海参洗净切丝。砂锅内加水适量，放入虾仁、海参、姜片、葱段、料酒，武火烧沸，改用文火炖 30 ~ 40 分钟，调入精盐、胡椒粉、香油，撒上香菜末即成。每日 1 剂，连服 15 ~ 20 天。

羊肉大蒜汤治肾阳不足之阳痿、遗精

羊肉 250 克，大蒜 50 克，精盐适量。将羊肉洗净切块，大蒜去皮。锅内加水适量，放入羊肉块、大蒜瓣，武火烧沸，再用文火煮至羊肉烂熟，调入精盐即成。每日 1 剂，分 2 次服用，连服 15 天。

胡萝卜粥治心脾两虚型阳痿

胡萝卜 120 克，大米 100 克，熟豆油 15 克。将胡萝卜洗净切小块，大米淘洗干净。锅内加水适量，放入大米煮粥，五成熟时加入胡萝卜块、熟豆油，再煮至粥熟即成。每日 1 次，可以长期食用。

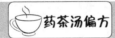

药茶汤偏方

合欢花枸杞子汤治肝郁不疏型阳痿

合欢花、枸杞子各 10 克，麦饭石 20 克，加水煎服。每日 1 剂，长服有效。

橙子肉蜂蜜水治肝郁不疏型阳痿

橙子肉、蜂蜜各适量。将橙子肉切块，用清水泡去酸味后加水煎汤，候温，调入蜂蜜。每日 1 剂，频频饮服。

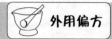

足部按揉治阳痿

用左手按揉右足心涌泉穴（足前部凹陷处第 2、3 趾趾缝纹头端与足跟连线的前 1/3 处）100 次，再以右手按揉左足心涌泉穴 100 次，按摩的力度以自己感到酸痛为宜。每日 1 次，长期坚持。

淫羊藿水泡脚治阳痿

鲜淫羊藿 250 克，加适量清水煎煮 30 分钟，滤取药汁，与 2000 毫升开水混合，趁热先熏蒸阴部，等到水温稍降方可泡脚。每天早、晚坚持各泡 1 次，每次约 40 分钟，10 日为 1 个疗程。早上煮的药汁可留晚上再加热使用，隔日换新。

早泄　中药加食疗解难言之隐

　　早泄，是指男方还没有跟女方过性生活或者刚刚开始过性生活之时就立即出现射精现象，致使性生活不能继续下去的性功能障碍。中医学认为，精液的藏泄，与心、肝、肾三脏功能失调有关。

　　中医学将早泄分为四种类型：肝胆湿热型、阴虚火旺型、肾气不固型和心脾两虚型。肝胆湿热型多为体型健壮、面色光亮如涂油者，主要表现为性欲亢进，交则即泄，性情急躁易怒，舌红、苔黄腻、脉弦或滑；阴虚火旺型多为形体消瘦者，主要表现为性欲亢进，早泄滑遗，情绪易于激动，舌红、苔少、脉细数；肾气不固型多见于中老年人，主要表现为性欲减退，早泄遗精，精神倦怠，舌淡红、苔薄白、脉沉弱；心脾两虚型多见于性格内向、多思易郁者，主要表现为在压力环境下易早泄，心悸气短，纳呆便溏，舌淡红、苔薄白、脉细。需要根据不同证型辨证施治。

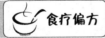

黑鱼粥治阴虚火旺型早泄

　　黑鱼 300 克，大米 200 克，豆油 20 毫升，姜丝、葱末、蒜片、精盐、料酒、桂皮、胡椒粉、香菜末各适量。将黑鱼剖杀，洗净剁成大块；大米淘洗干净。炒锅上火，放入豆油烧热，投入姜丝、葱末、蒜片煸香，下入黑鱼块翻炒，加水适量，放入大米、精盐、料酒、桂皮共煮粥，熟后调入胡椒粉，撒上香菜末即成。每日 1 剂，分 2 次服完，连服 15~20 天。

山药莲子粥治肾气不固型早泄

山药、糯米各 100 克，莲子 12 个。将山药去皮洗净，切成小块；糯米淘洗干净。锅内加入适量水，放入莲子、糯米煮粥，莲子、糯米煮至五成熟时加入山药块，再煮至粥熟即成。每日 1 ~ 2 次，连服 15 ~ 20 天。

核桃仁龙眼粥治心脾两虚型早泄

核桃仁 50 克，大米 100 克，龙眼干 12 个，大枣 9 个。将核桃仁捣碎，龙眼干、大枣洗净，大米淘洗干净。将各味共置于锅中，加水适量，共煮粥。每日 1 次，连服 1 个月。

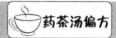

龙胆泻肝汤治肝胆湿热型早泄

龙胆草 15 克，泽泻 12 克，黄芩、当归、木通各 10 克，栀子、车前子、生地黄、甘草各 9 克。水煎服。每日 1 剂，分 2 次服，连服 3 ~ 5 天。有肾炎者慎用本方，不可随意加剂量，也不可久服，病愈即止。

生地黄汤治阴虚火旺型早泄

生地黄、沙苑蒺藜各 10 克，山萸肉、山药、知母、黄柏、泽泻、丹皮、金樱子各 9 克，龙骨、牡蛎各 30 克。水煎服。每日 1 剂，分 2 次服，连服 5 ~ 7 天。

人参黄芪汤治心脾两虚型早泄

人参、白术各 9 克，黄芪、龙眼肉各 12 克，当归 10 克，茯苓 9 克，远志、酸枣仁、木香、甘草各 6 克。水煎服。每日 1 剂，分 2 次服，连服 5 ~ 7 天。

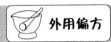

五倍子煎洗治早泄

五倍子 20 克，加适量水，文火煎 30 分钟，再加适量开水，趁热熏洗阴部，待药温后浸泡阴茎。每晚 1 次，15～20 天为 1 个疗程。

辛香酊治早泄

丁香、细辛各 20 克，95％酒精 100 毫升。将丁香、细辛放入酒精中浸泡半个月，过滤取汁。每次房事前取适量涂擦阴茎，每次涂擦 1～3 分钟。

前列腺炎 干核桃壳水煮鸡蛋

前列腺炎是泌尿外科的常见疾病，发病率在泌尿外科50岁以下男性患者中占首位。只有少数患者有急性病史，多表现为慢性、复发性经过。中医学认为，慢性前列腺炎多因体质虚弱、肾气不足导致，或嗜酒成性，致使气血凝滞、湿热内蕴，又因房事不节，肾阴亏耗，阴损及阳，使肾阴阳失调，而导致疾病。

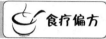 食疗偏方

干核桃壳煮鸡蛋治前列腺炎

干核桃壳500克，鸡蛋4个。将干核桃壳放入锅中，加水覆盖为宜，武火烧开后以文火保持水沸，连煮2小时，加入鸡蛋再炖2小时，然后取出鸡蛋剥壳食用。每次食用1个鸡蛋，饮1大碗核桃壳水。每日3次，连服3剂，第2日再服1剂即可。

凉拌马兰头治慢性前列腺炎

鲜嫩马兰头250克，香干2块，精盐、味精、姜末、米醋、香油各适量。将香干洗净切丝；马兰头摘洗干净，放入沸水锅中焯透，捞出过凉，挤干水分。将香干丝、马兰头放入盘中，加精盐、味精、姜末、米醋、香油拌匀即成。每日1剂，连食10～15天。

萝卜烧羊肉治慢性前列腺炎

白萝卜300克，胡萝卜60克，羊肉500克，葱白、姜丝、精盐、味

精、料酒、红糖、五香粉各适量。将白萝卜、胡萝卜、羊肉分别洗净切丝。炒锅上火，加油烧热，下葱白、姜丝煸香，放入羊肉煸至变色，再加入白萝卜、胡萝卜翻炒均匀，调入精盐、料酒、红糖，武火烧开后改用文火焖煮至入味，撒上五香粉，点入味精即成。每日 1 剂，连食 10~15 天。

冬瓜豆腐粥治慢性前列腺炎

冬瓜 120 克，豆腐、大米各 100 克。将冬瓜去皮，洗净切小块；豆腐切小块；大米淘洗干净。锅内加水适量，放入大米煮粥，五成熟时加入冬瓜块、豆腐块，再煮至粥熟即成。每日 1 剂，分 2 次服用，连服 15~20 天。

枸杞子大枣粥治慢性前列腺炎

枸杞子 30 克，大枣 9 个，大米 60 克。将枸杞子、大枣、大米去杂洗净。锅内加水适量，放入枸杞子、大枣、大米煮粥，熟后即成。每日 1 剂，分 1~2 次服用，连服 15~20 天。

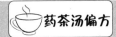

药茶汤偏方

白兰花茶治前列腺炎

白兰花 10 克，放入杯中，用沸水冲泡，代茶饮。每日 2 剂，可常饮。

银花甘草茶治前列腺炎

金银花、生甘草各 60 克，水煎取汁，代茶饮。每日 1 剂，连服 10~15 天。饮用期间忌烟酒及辛辣食物。

绿豆车前子汤治慢性前列腺炎

绿豆 50 克，车前子 25 克。将绿豆洗净，车前子洗净，用细纱布包好。将 2 味共置锅中，加 5 倍量的水烧开，之后改用文火煮到豆烂即成。去掉车前子，吃豆喝汤。每日 1 剂，分早、晚 2 次服用，连服 7～10 天 。

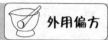

外用偏方

大黄熏洗治湿热蕴结型、气滞血瘀型前列腺炎

生大黄 50 克，放入砂锅中，加水 500 毫升煎煮至约 200 毫升，将药液倒入盆中趁热熏蒸会阴部，待药液不烫手时，用纱布擦洗会阴处。每日 1 次，每次约 10 分钟，15 天为 1 个疗程。

三草汤治慢性前列腺炎

金钱草、败酱草、益母草各 30 克，三棱、莪术、延胡索各 15 克，蒲公英、薏苡仁各 20 克，黄柏 10 克。水煎服。每日 1 剂，分 2 次温服，连服 7～10 天。

痛经　韭菜红糖粥治痛经

　　痛经是指经期或月经前后发生的下腹疼痛、腰痛，甚至剧痛难忍的一种自觉症状。疼痛多发生在月经来潮后的数小时内，也可见于经前 1～2 天，经期加重。临床表现为下腹坠胀痛或下腹冷痛、绞痛，可放射至腰骶、肛门、会阴部。中医学认为，痛经的主要病因为情志不舒、肝气郁结，或感受寒凉而瘀阻经络，或体质虚弱、气血不足导致气血运行不畅。

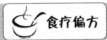
食疗偏方

韭菜红糖粥治寒湿凝滞型痛经

　　韭菜 150 克，大米 100 克，红糖 50 克，大枣 9 个，料酒 15 毫升。将韭菜洗净切段，大米淘洗干净。锅内加水适量，放入大枣、大米煮粥，煮至八成熟时加入韭菜段、红糖，再煮至粥熟，调入料酒即成。月经前 2 日开始服用，每日 1 剂，分 2 次服用，连服 3～5 天。

黑豆核桃仁粥治肝肾亏损型痛经

　　黑豆 50 克，核桃仁 30 克，大米 100 克，大枣 6 个。将黑豆用清水泡软，大米淘洗干净，核桃仁捣碎。锅内加水适量，放入大米、黑豆、核桃仁、大枣共煮粥，熟后即成。经期前 2 日开始服用，每日 1 剂，分 2 次服用，连服 3～5 天。

山楂粥治气滞血瘀型痛经

　　山楂 50 克，粳米 100 克，白糖适量。将山楂洗净，去核切碎；粳米淘洗干净。粳米加水煮粥，煮至八成熟时加入山楂，继续煮至粥熟，调入白糖即成。经期前2日开始服用，每日1剂，连服8~10天。

芍药花粥治肝郁血瘀型痛经

芍药花6克，粳米60克，白糖适量。将芍药花研为细末，粳米淘洗干净。将芍药花、粳米共置锅中，加水适量煮粥，调入白糖即成。经期前2日开始服用，每日1剂，连服5~7天。

牡丹花粥治经期腹痛

干品牡丹花10~12克，粳米50克，白糖20~30克。将干牡丹花研为细末，粳米淘洗干净，加水适量煮粥，将熟时加入牡丹花末稍煮，调入白糖即成。经期第1天开始服用，每日2剂，空腹服下，连服3~5天。

玫瑰花煮鸡蛋治肝郁血瘀型痛经

玫瑰花15克，鸡蛋2个，红糖适量。将玫瑰去心、蒂，只取花瓣，与煮熟去壳的鸡蛋共置锅内，加水煮沸10~15分钟，捞出花瓣，加入红糖令溶，吃蛋饮汤。经期前2日开始服用，每日1剂，连服5~7天。

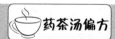

药茶汤偏方

山楂葵花子汤治气血虚弱型痛经

山楂、葵花子仁各50克，红糖100克。按常法煎汤饮用。经期前3日开始服用，每日1剂，分2次服，连服3~5天。

桃仁茶治血热瘀结型痛经

桃仁10克，冰糖20克。将桃仁去皮、尖，冰糖捣碎，一同放入杯内，用沸水冲泡，代茶饮。经期前2日开始饮用，每日1~2剂，连饮3~5天。

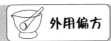

红桂外敷治血瘀痛经

红花 50 克，桂花 5 克，混匀，装入小布袋内，平放于脐腹部。另取食盐加热，装入布袋中，置药袋上热熨脐腹部。经期前 1 天开始敷，每日 1 次，每次 20 分钟以上，至经期结束。

透热疗法治痛经

粗盐 120 克，晚蚕沙、川花椒各 60 克。将 3 味一同放入锅中，炒到微微有点焦，闻到香味时，用绢布兜成一包，用绳子把袋口扎紧。待药包温度微热不烫时，放在腹痛的地方熨烫，直到皮肤发热潮红、药包冷却为止，药包可重复使用 2 次。每日 1 次，腹痛时开始熨烫，坚持敷 2~4 次疼痛可止。

耳内塞酒精棉止痛经

经期痛经时，取适量医用棉，团成一小球，蘸取适量医用酒精，塞进两耳内。一般 10 分钟左右就可以止痛。

月经不调 银耳熬粥来调理

月经不调是妇科常见疾病，表现为月经周期异常或出血量异常，可伴月经前、经期时的腹痛及全身症状。导致月经不调的病因可能是器质性病变或是功能失常。情绪异常、寒冷刺激、节食或嗜烟酒都可能引起月经不调。

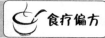 食疗偏方

银耳大枣粥治月经先后无定期

银耳 15 克，大枣 12 个，大米 100 克，白糖 30 克。用清水泡发银耳，去杂洗净，撕成小片，大枣洗净，大米淘洗干净。锅内加水适量，放入大枣、大米煮粥，八成熟时加入银耳片，再煮至粥熟，调入白糖即成。经期第 1 天开始服用，每日 1 剂，分 1~2 次服用，连服 20~30 天。

银耳百合粥治月经先后无定期

银耳 10 克，百合 30 克，大米 60 克，白糖 30 克。将银耳泡发，去杂洗净，撕成小片；百合去杂洗净，撕成小片；大米淘洗干净。锅内加水适量，放入大米煮粥，八成熟时加入银耳片、百合片，再煮至粥熟，调入白糖即成。经期第 1 天开始服用，每日 1 剂，分 2 次服用，连服 10~15 天。

银耳莲子赤豆汤治月经先后无定期

银耳 6 克，莲子 10 个，赤小豆 30 克，白糖适量。用清水泡发银耳，去杂洗净，撕成小片；莲子、赤小豆分别洗净。锅内加水适量，放入莲

子、赤小豆，武火烧沸，改用文火煮40分钟，投入银耳、白糖，再煮1～2沸即成。经期第1天开始服用，每日2剂，连服10～15天。

冰糖银耳羹治月经先后无定期

银耳20克，冰糖15克，白糖10克。用温水泡发银耳，择洗干净后撕成碎片；冰糖捶成碎粒。锅置于火上，放入清水1000毫升，再加白糖、冰糖粒、银耳，武火烧开后，改用文火焖约3个小时。待银耳炖化、汤汁浓稠，关火，盛入汤碗中，即可食用。经期第1天开始服用，每日1剂，连服10～15天。

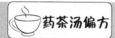

大枣益母饮治经期延后、月经过少

大枣20个，益母草、红糖各10克。加水炖，饮汤。每日早、晚各1剂，行经期间饮用，至经期结束。

丝瓜子治月经过多

丝瓜种子约30粒，加水2碗，中火熬至1碗，趁热喝下。行经期间服用，每日1剂，通常2～3剂即可恢复正常。

荸荠汁治月经先期

取未削皮的荸荠250克，洗净捣烂，用纱布挤出汁液。经期前服用，饭前1次喝完，每日1剂，连服4～5天。如果仍不正常则下个月再服用5剂。

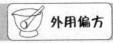 外用偏方

按摩治月经后期

取仰卧位，双手掌心顺时针、逆时针交替摩小腹，直至腹内有温热感为度，然后再以肚脐为中心，用双手分推腹腰，以有热感为度。每天 1 次，每次 10 分钟以上，行经期间操作，至经期结束。

按揉穴位治月经先后无定期

取仰卧位，用拇指指端点按膻中穴（前正中线上，两乳头连线的中点）30 次，再用双手分推两胸胁 3 分钟，最后用拇指指腹端按揉关元穴（身体前正中线，脐中下 3 寸处）、三阴交穴（小腿内侧，当足内踝尖上 3 寸，胫骨内侧缘后方）、血海穴（大腿内侧，髌底内侧端上 2 寸，当股四头肌内侧头的隆起处）、行间穴（足背侧，当第 1、2 趾间，趾蹼缘的后方赤白肉际处）各 1 分钟，以局部有酸胀感为度。每天 1 次，行经期间开始操作，至经期结束。

闭经　活用红花助活力

　　正常女性超过 18 岁仍无月经来潮，或者月经周期已经建立，但有 3 个月以上无月经者，称为闭经。前者称为原发性闭经，后者称为继发性闭经。中医学认为，闭经可分为虚、实两类，虚者多因脾肾不足、肝肾阴亏、胞宫空虚、无血可行；实者多因寒凝或气滞血瘀、脉道闭塞不通、经血不得下行。

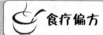 食疗偏方

红花粥治闭经

　　红花 20 克，粳米 60 克。将粳米洗净，红花水煎去渣，将药汁与粳米共煮粥服食。每日 1 剂，连服至月经来潮为止。

扁豆山楂薏苡仁粥治寒湿阻滞型闭经

　　炒扁豆、山楂各 15 克，薏苡仁 35 克，红糖 20 克，按常法煮粥服食。每日 1 ~ 2 剂，连服 5 ~ 7 天。

墨鱼桃仁汤治肝肾不足型闭经

　　墨鱼 250 克，桃仁 9 克，姜丝、葱末、精盐、味精、料酒、香油各适量。将墨鱼洗净切丝，桃仁用干净纱布包好。砂锅内加水适量，放入墨鱼丝、药袋、姜丝、葱末、料酒，武火烧沸，改用文火煎 30 分钟，取出药袋，调入精盐、味精、香油即成。每日 1 剂，连服 5 ~ 7 天。

大枣枸杞子猪肉汤治肝肾阴亏型闭经

大枣 10 个，当归 15 克，枸杞子 30 克，猪瘦肉 250 克，调料适量。将大枣、枸杞子洗净，用干净纱布包好当归，猪瘦肉洗净切块。砂锅内加水适量，放入上述 4 味，煎煮 1 小时，拣出当归袋，汤汁调味食用。每日 1 剂，分 2 次服，连服 5~7 天。

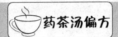

雪莲红花汤治闭经

雪莲花、红花各 15 克，白酒 1 小杯。将雪莲花、红花洗净放入锅内，加水浸透，煮至沸，加入白酒，再煎 3~5 沸，候温，饮汁。每日 1 剂，连服 3~5 天。已建立月经周期的闭经者，最好在原经期前 3 日开始服用。

益母草黑豆汤治气滞血瘀型闭经

益母草、红糖各 30 克，黑豆 60 克，黄酒 2 汤匙。将益母草、黑豆洗净，放入锅内，加水 3 碗煎至 1 碗，取汁，兑入红糖、黄酒饮服。每日 1 剂，连服 7 天。

薏苡仁扁豆汤治寒湿阻滞型闭经

薏苡仁 50 克，白扁豆、生山楂各 15 克，红糖 30 克。将薏苡仁、白扁豆去杂洗净，生山楂洗净去核。在砂锅内加水适量，放入薏苡仁、白扁豆，武火烧沸，再用文火煎 30 分钟，下山楂，再煎 10 分钟，调入红糖即成。每日 1 剂，连服 7 天。

生姜大枣汤治气血虚弱型闭经

生姜 25 克，大枣、红糖各 100 克。将生姜洗净切片，大枣洗净去核。锅内加水适量，放入姜片、大枣，武火烧沸，改用文火煎 15~20 分钟，调入红糖即成。每日 1 剂，连续服用至月经来潮为止。

妊娠呕吐　橘子生姜汁能快速止呕

妊娠呕吐多发生在受孕后6~12周之间，是妊娠早期的征象之一。轻者出现食欲不振、择食、晨起恶心以及轻度呕吐等症状，一般3~4周后会自行消失，不需要特殊治疗。但如果妊娠反应严重，持续呕吐，甚至不能进食、进水，并伴有头晕乏力、恶闻食味、上腹饱胀不适或喜食酸咸之物等，则需要及时治疗。中医学认为，妊娠呕吐主要是由于胃气不降、冲脉之气上逆所致。

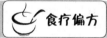

甘蔗姜丝粥治妊娠呕吐

甘蔗汁100毫升，姜丝6克，大米60克。将大米淘洗干净，锅内加水适量，放入大米、姜丝煮粥，粥熟后兑入甘蔗汁即成。每日1剂，分2次服用，连服10~15天。

砂仁鲫鱼粥治胃虚失降型妊娠呕吐

砂仁6克，鲫鱼300克，大米100克，姜丝、葱末、精盐、味精各适量。将鲫鱼剖杀，清洗干净；砂仁洗净，装入鲫鱼腹内；大米淘洗干净。砂锅内加水适量，放入大米煮粥，三成熟时加入鲫鱼、姜丝、葱末、精盐，再煮至粥熟，调入味精即成。每日1剂，连服7~10天。

橘皮大枣粥治妊娠呕吐

鲜橘皮、白糖各30克，大枣6个，大米60克。将橘皮洗净切丝，用干净纱布包好，大米淘洗干净，大枣洗净。锅内加水适量，放入大米、大枣、橘皮袋煮粥，熟后拣出橘皮袋，调入白糖即成。每日1剂，分2次服用，连服10~15天。

陈皮鸡蛋汤治脾胃虚寒型妊娠呕吐

陈皮、生姜各15克，鸡蛋2个，大葱30克，香油、精盐、味精各适量。将陈皮用清水浸软洗净，切成细丝；生姜洗净去皮，捣烂取汁；大葱洗净切末；鸡蛋打入碗内，搅匀。锅内加水适量，放入陈皮丝、葱末，武火烧沸，再用文火煎10分钟，兑入鸡蛋汁，调入姜汁、精盐、味精、香油，煮一沸即成。每日1剂，连服3~5天。

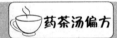

药茶汤偏方

橘子生姜汁治妊娠呕吐

橘子汁100毫升，生姜汁5克，混匀，频频饮服。每日1剂，分2次服用，连服5~7天。

芦根生姜汤治脾胃蕴热型妊娠呕吐

鲜芦根60克，生姜20克，白糖适量。将芦根洗净切段，生姜洗净切片。砂锅内加水适量，放入芦根、姜片，武火烧沸，改用文火煎20~30分钟，去渣，调入白糖即成。每日3剂，连服2~3天。

山楂桂皮汤治脾胃虚寒型妊娠呕吐

山楂20克，桂皮6克，红糖30克。将前2味水煎取汁，调入红糖饮服。每日1~2剂，连服3~5日。

陈皮山楂茶治胃虚失降型妊娠呕吐

陈皮、炒山楂各5克，放入杯中，用沸水冲泡，代茶饮。每日3剂，连服 5~7 天。

橘叶茶治肝热气逆型妊娠呕吐

干橘子叶 20 克，水煎取汁，代茶饮。每日 1 剂，连服 5~7 天。

柚皮萝卜籽汤治肝胃不和型妊娠呕吐

柚皮、萝卜籽、鲜姜丝各 15 克，一同放入砂锅内，加水煎沸 20 分钟，去渣，调入白糖即成。每日 1~2 剂，连服 5~7 天。

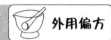

葱白生姜敷脐治妊娠呕吐

葱白 1 根，生姜 3 片，共捣烂为泥湖状，敷于肚脐，外用纱布、胶带固定。每日换药 1 次，连敷 2~3 天。

吴茱萸敷足治妊娠呕吐

吴茱萸 5 克，研为细末，用清水适量调为糊状，敷于双足心涌泉穴（足前部凹陷处第 2、3 趾趾缝纹头端与足跟连线的前 1/3 处），外用纱布、胶带固定。每日换药 1 次，连敷 2~3 天。

妊娠水肿　决明子煎水服用消水肿

孕妇在妊娠末期，足踝部轻微水肿，并逐渐向外阴、下腹部及面部发展，称为妊娠水肿。中医学认为，妊娠水肿主要是由脾肾阳虚所致。孕妇妊娠期间阴血聚以养胎，有碍肾阳温化、脾阳健运，以致水湿不行、泛滥而为水肿。如果水肿仅发生在踝关节以下，且无其他不适症状，则属正常生理现象，不需治疗即可自行消失。

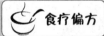

食疗偏方

赤豆花生大枣粥治妊娠水肿

赤小豆、花生米各50克，大枣9个，大米100克，白糖30克。将赤小豆、花生米、大枣、大米分别去杂洗净，放入锅中加水适量共煮粥，熟后调入白糖即成。每日1剂，分1～2次服用，连服10～15天。

赤豆黑豆粥治肾虚型妊娠水肿

黑豆、赤小豆各30克，粳米100克，白糖适量。将黑豆、赤小豆洗净，用清水浸软，与粳米一同入锅，加水煮为稀粥，调入白糖即成。每日1剂，连服7～10天。

猪肝绿豆粥治妊娠水肿

猪肝150克，绿豆30克，大米100克，姜丝、葱末、精盐、味精、香油、料酒各适量。将绿豆去杂洗净，用清水泡软；大米淘洗干净；猪肝洗净切薄片，放入碗内，加料酒、葱末、姜丝、精盐腌渍。锅内加水适量，放入绿豆、大米煮粥，八成熟时加入猪肝片，再煮至粥熟，调入精盐、味精、香油即成。每日1剂，分1~2次服用，连服7~10天。

薏苡仁大枣粥治脾虚型妊娠水肿

薏苡仁30克，大枣15个，肉桂3克，粳米60克。按常法煮粥食用。隔日1剂，连服5~7剂。

茯苓大枣粥治脾虚型妊娠水肿

茯苓15克，大枣10个，粳米50克。按常法煮粥食用。每日1剂，连服7~10天。

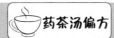

决明子茶治妊娠水肿

决明子适量，加水煎汤，代茶饮，可以很好地治疗妊娠水肿。对于一般水肿也有效果。身体较燥者，可以直接用决明子熬水饮用；身体较寒者，可以先将决明子炒黄之后再熬水饮用。每日1剂，可常饮。

玉米须水治妊娠水肿

准备玉米须若干，每次抓一小把，洗净，以5碗水熬至3碗，代茶饮。通常3天后水肿即可消失。为巩固疗效，水肿消后继续每周煮1次，1个月后停服。

红糖黑豆汤治妊娠水肿

红糖30克，黑豆100克。将黑豆洗净，放入锅内，加水煮至烂熟，调入红糖即成。每日1剂，连服5天。

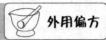 外用偏方

推拿按摩治妊娠水肿

用手掌分别拿捏上肢肌群和下肢肌群，力度以能感受到肌肉微痛为宜，然后用掌根按揉小腿外侧，点揉足三里穴（小腿前外侧，当犊鼻下3寸，距胫骨前缘一横指）。

药饼敷脐治妊娠水肿

大田螺肉4个，大蒜5瓣，车前子10克。将车前子研为细粉，与田螺、大蒜共捣如泥，制成硬币大小药饼，贴于肚脐上，用纱布敷盖，胶布固定。每天换药1次，通常敷药1~2次后小便增多，浮肿逐渐消失。

崩漏　鸡冠花熬粥治崩漏

崩漏是妇女非经期期间阴道出血的总称，临床以阴道出血为主要症状。若出血量多、来势凶猛者，称为"崩下"；若出血量少，但持续不断的，则称为"漏下"。本病多发生在女性青春期及更年期，西医学中的功能失调性子宫出血、女性生殖器炎症和肿瘤等所出现的阴道出血症，皆属于崩漏的范畴。

中医学认为，本病的发生主要与肝、脾、肾三脏有关，分为肝郁血热型、脾不统血型、气滞血瘀型和肝肾阴虚型。肝郁血热型主要表现为经乱无期，时漏时崩，色深红质稠，舌红、苔黄、脉弦数，宜清热开郁止血；脾不统血型主要表现为月经量多，出血日久，色淡质稀，舌淡、苔薄白、脉细缓，宜补气摄血；气滞血瘀型主要表现为淋漓不止，或骤然下血量多，色紫黑有块，舌暗红、有瘀点、脉沉涩，宜活血祛瘀；肝肾阴虚型主要表现为月经量少，淋漓不止，颜色鲜红，舌红、苔薄、脉弦细而数，宜补虚养阴。

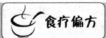

食疗偏方

鸡冠花粥治肝郁血热型崩漏

鸡冠花 10 克，小米 60 克。将鸡冠花煎汁去渣，加入小米煮成粥食用。每日 1 剂，分 2 次服用，连服 10～15 天。

荸荠黑枣粥治脾不统血型崩漏

荸荠 100 克，黑枣 12 个，大米 100 克，红糖 50 克。将荸荠洗净去皮，切小块；大米淘洗干净。锅内加水适量，放入黑枣、大米煮粥，煮至八成熟时，加入荸荠块、红糖，再煮至粥熟即成。每日 1 剂，分 1 ~ 2 次服用，连服 7 ~ 10 天。

莲子豌豆羹治肝肾阴虚型崩漏

莲子 200 克，青豌豆、樱桃各 25 克，淀粉 50 克，冰糖 200 克。将莲子放入盆内，加 10 克食碱及适量开水泡软，用硬刷子刷掉皮，冲洗干净，再放入大碗内，加温水适量，上笼蒸熟，去掉莲心；樱桃、青豌豆洗净；淀粉加水调匀。锅内加水适量，加入冰糖熬溶，再放入莲子、樱桃、青豌豆，煮沸 30 分钟，用湿淀粉勾芡，再稍煮即成。当点心食用。每日 1 剂，连服 10 ~ 15 天。

荠菜拌豆腐治肝郁血热型崩漏

荠菜 250 克，豆腐 100 克，香油 12 克，姜少许，精盐、味精、香油各适量。将豆腐切成小方丁，用开水略烫，捞出盛在盘内；荠菜洗净，用开水焯一下，凉后切成细末；姜切末。将荠菜末和姜末撒在豆腐上，加精盐、味精拌匀，淋上香油即可。每日 1 剂，连服 10 ~ 15 天。

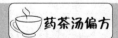

九花汤治气滞血瘀型崩漏

蚕豆花、槐花、荠菜花各 30 克，鸡冠花、山茶花各 15 克，月季花、凌霄花、红花各 10 克，白茅花 6 克。水煎服。每日 1 剂，连服 7 ~ 10 天。

龙眼黄芪大枣汤治脾肾亏虚型崩漏

龙眼干、大枣各 7 个，黄芪、赤小豆各 30 克，蜂蜜适量。将龙眼干、大枣、赤小豆去杂洗净，黄芪用干净纱布包好。砂锅内加水适量，放入龙眼干、大枣、赤小豆、黄芪药袋，武火烧沸，改用文火煎 40 ~ 50 分钟，取出药袋，调入蜂蜜即成。每日早、晚各服 1 剂，连服 7 ~ 10 天。

木耳红枣汤治气滞血瘀型崩漏

黑木耳 20 克，红枣 30 克。将黑木耳用温水泡发，去杂洗净撕小片，红枣洗净去核。锅内加水适量，放入木耳片、红枣，武火烧沸，改用文火煎 15 ~ 20 分钟即成。每日 1 ~ 2 剂，连服 15 ~ 20 天。

荔枝汤治脾不统血型崩漏

荔枝干 7 个，洗净，带壳一同捣碎，加水 2 碗煎至 1 碗，滤渣取汁饮服。每日 2 剂，连服 7 ~ 10 天。

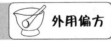

艾灸穴位治脾不统血型崩漏

点燃艾条，对准隐白穴（足大趾末节内侧，距趾甲角 0.1 寸处）灸 10 ~ 20 分钟，先灸左脚，后灸右脚。每天中午、晚上各灸 1 次，从经期第 1 天开始灸，月经量正常后也别停止艾灸，最好持续到月经结束。

按揉穴位治肝肾阴虚型崩漏

取坐位，用拇指按揉四神聪穴（头顶部，当百会前后左右各 1 寸，共四穴）5 分钟；再取仰卧位，用大鱼际按压关元穴（身体前正中线，脐中下 3 寸处）2 分钟，摩小腹 2 分钟。每天 1 次，连按 7 ~ 10 天。

急性乳腺炎　仙人掌外敷有疗效

　　急性乳腺炎是化脓性细菌侵入乳腺所引起的急性炎症，多发于初产妇，常因乳头皲裂、畸形、内陷和乳汁郁积而诱发。如果炎症得不到及时治疗或控制，易形成乳房脓肿。中医学认为，本病多因情志影响，急怒忧郁、肝气不疏，以致乳汁排泌不畅、气滞血瘀、壅聚肿硬；或因产后饮食不节、过食腥荤厚味、胃肠热盛、复感毒热之邪，毒热塞阻而成痈，热盛肉腐而成脓。因此，肝郁、胃热是乳腺炎发病的内在根源。

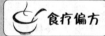

食疗偏方

黄花菜猪蹄汤治急性乳腺炎

　　黄花菜 60 克，猪蹄 1 只，姜丝、葱末、料酒、精盐、味精、香油、胡椒粉、香菜末各适量。将黄花菜用温水泡发，去杂洗净切碎；猪蹄收拾干净，入沸水中焯 3~5 分钟，捞出切块。锅内加水适量，放入黄花菜、猪蹄、料酒、姜丝、葱末，武火烧沸，改用文火煮 30~40 分钟，调入精盐、味精、香油、胡椒粉，撒上香菜末即成。每日 1 剂，连服 5 天。

银花茅根猪蹄汤治急性乳腺炎

　　金银花、桔梗、白芷、茅根各 15 克，猪蹄 1 只，黄瓜 35 克，盐适量。

将猪蹄洗净切块，焯水捞出沥干；黄瓜去皮、子，洗净切滚刀块；金银花、桔梗、白芷、茅根洗净，装入纱布袋扎紧。锅内加入适量水，下猪蹄、药袋，文火煲汤，至猪蹄将熟烂时，捞出药袋，放入黄瓜，再煮至熟烂即可。每日 1 剂，连服 10～15 天。

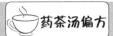

陈皮、甘草治急性乳腺炎

陈皮 75 克，甘草 10 克，以 4 碗水煎至 2 碗。早、晚饭前各服 1 碗，轻者即可见效，重者次日再服 1 剂即可。

银花地丁茶治急性乳腺炎

金银花、紫花地丁各 30 克。将紫花地丁制为粗末，与金银花一同放入茶壶中，冲入沸水，加盖焖 20～30 分钟，代茶饮。每日 1 剂，连服 5～7天。

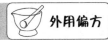

仙人掌治急性乳腺炎

将仙人掌去刺，捣成糊状敷在乳房硬肿处。面积要超过患部，但腋窝的淋巴结处不得敷。敷好后用纱布覆盖。期间如果仙人掌的水分蒸发变干可换新药，24 小时后去掉。通常经过 24 小时的治疗，绝大部分患者症状会消失，肿胀、疼痛缓解，体温恢复正常。

芙蓉叶治急性乳腺炎

芙蓉叶 60 克，晾干研细末后过筛，加米醋拌调，根据病灶大小，做成相应形状的药饼摊在干净的白布上，外敷贴于患处，再用胶布固定，每日1~2次，至症状消失为止。只要未形成脓肿，治疗越早越好，一旦形成了脓肿则不可用此法。

子宫脱垂　芋头陈醋粥有疗效

子宫脱垂是指子宫由正常的位置沿阴道下降或脱出阴道口外的一种妇科常见病，常发生于劳动妇女，以产后更为多见。患者自觉会阴处有下坠感，阴道内有肿物脱出，并伴有腰痛、尿频或尿失禁等症状。

中医学称子宫脱垂为"阴挺""阴菌""阴脱"等，可分为气虚与肾虚两种类型。气虚型主要表现为子宫脱垂，劳累或站立过久则加重，四肢无力，少气懒言，精神疲倦，面色少华，带下量多质清，舌淡、苔薄白、脉缓弱，宜补中益气、升阳举陷；肾虚型主要表现为子宫脱垂，日久不愈，腰膝酸软，头晕耳鸣，面色晦暗或有暗斑，带下清稀，舌暗淡、苔薄、脉沉弱，宜补肾固脱、益气升提。

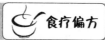

食疗偏方

芋头陈醋粥治气虚型子宫脱垂

芋头 150 克，芋头花 6 朵，陈醋 30 毫升，大米 100 克。将芋头洗净去皮，切成小块；芋头花去杂洗净，用干净纱布包好；大米淘洗干净。锅内加水适量，放入大米、芋头花袋煮粥，五成熟时加入芋头块，再煮至粥熟，拣出芋头花袋，调入陈醋即成。每日 1 剂，分 2 次服用，连服 1 个月。

芡实扁豆糯米粥治肾虚型子宫脱垂

芡实、白扁豆、山药各 20 克，糯米 60 克，白糖适量。按常法煮粥食用。每日 1 剂，连服 7 ~ 10 天。

黄鳝汤治气虚型子宫脱垂

黄鳝1条，香菜、姜、葱、精盐、料酒、味精、香油、胡椒粉各适量。将黄鳝处理干净，洗净切段；香菜洗净，切末；姜切丝，葱切末。锅内加水适量，放入黄鳝段、姜丝、葱末、料酒，武火烧沸，改用文火煮20～30分钟，调入精盐、味精、香油、胡椒粉，撒上香菜末即成。每日1剂，连服7～10天。

山药豆腐汤治气虚型子宫脱垂

山药200克，豆腐400克，花生油、葱、蒜、精盐、味精、酱油、香油各适量。将山药去皮洗净，切小块；豆腐切小块，入沸水锅中焯一下，捞出沥干水分；葱切葱花，蒜切末。炒锅上火，加花生油烧热后下蒜末煸香，放入山药块略炒，然后加水适量，烧沸后加入豆腐块、精盐、酱油，烧至入味，撒上葱花、味精，淋上香油即成。每日1剂，连服7～10天。

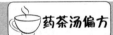

药茶汤偏方

升提汤治轻度子宫脱垂

枳壳、芫蔚子各15克，白糖适量。上2味药加200毫升水煎煮至100毫升，滤渣取汁，调入白糖即可。每日1剂，分2次服完，6天为1个疗程。

棕树根饮治子宫脱垂早期

棕树根500克，水煎4～6小时，去渣饮汁。每日1剂，分3次服完，连服5～7天。

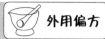
外用偏方

石榴皮五倍子外洗治子宫脱垂

石榴皮50克，五倍子、白矾各10克，加水煎汤，趁热熏洗患处。每日1次，每次20分钟以上，连用半个月。注意经期停用本方。

蛇床子乌梅外洗治子宫脱垂

蛇床子、乌梅各60克，加水煎汤，趁热熏洗患处。每日1~2次，每次20分钟以上，连用半个月。注意经期停用本方。

万寿菊外洗治产后子宫脱垂

万寿菊15~30克，加水煎汤，滤取药液，趁热先熏后洗患处。每日1~2次，每次20分钟以上，连用半个月。注意经期停用本方。

更年期综合征　由内而外全面调理

　　更年期是女性卵巢功能逐渐消退直至完全消失的一个过渡时期，以月经紊乱开始，到月经停止来潮结束。更年期期间，部分妇女可出现一系列因雌激素减少而导致的各种症状，称为更年期综合征。包括情绪激动、紧张、焦虑、恐惧、神经过敏、多疑、主观臆断及阵发性忽冷忽热、面部潮红、心率加快、出汗、胸闷、头晕、目眩、血压忽高忽低等表现。

　　　　　　　　　　　　　食疗偏方

龙眼莲子羹治更年期神倦无力、情绪低落

　　龙眼肉、莲子各30克，冰糖适量。将莲子去心洗净，与龙眼肉、冰糖共置碗内，加水适量，一起上笼蒸熟食用。每日1剂，连服7~10天。

黑豆羊肉汤治更年期经断初期

　　黑豆、羊肉各100克，当归10克，龙眼肉5个，精盐适量。将黑豆、当归、龙眼肉洗净，羊肉洗净切小块。锅内加水适量，放入黑豆、当归，武火烧沸，改用文火煮30分钟，加入羊肉块、龙眼肉，烧沸后撇去浮沫，再用文火煮30分钟，拣出当归，加盐调服。每日1剂，连服7~10天。

大枣银耳汤治更年期心烦内躁、潮热盗汗

　　大枣60克，银耳20克，白糖适量。将大枣洗净去核；银耳用温水泡发，去杂洗净，撕成小片。锅内加水适量，放入大枣，武火烧沸，改用文

火煮 10 分钟，加入银耳，再煮 2 ~ 3 分钟，调入白糖即成。每日 1 剂，连服 10 ~ 15 天。

银耳百合粥治更年期心烦失眠、面部潮热

银耳 10 克，百合 30 克，大米 60 克，白糖 30 克。将银耳泡发，去杂洗净，撕成小片；百合去杂洗净，撕成小片；大米淘洗干净。锅内加水适量，放入大米煮粥，八成熟时加入银耳片、百合片，再煮至粥熟，调入白糖即成。每日 1 剂，分 2 次服用，连服 10 ~ 15 天。

甘麦大枣粥治更年期虚烦失眠、心神不定

浮小麦、冰糖各 30 克，甘草 10 克，大枣 10 个，大米 60 克。将浮小麦洗净捣碎，冰糖捣碎，用干净纱布包好甘草，大枣洗净，大米淘洗干净。锅内加水适量，放入浮小麦、大枣、甘草袋、大米共煮粥，八成熟时加入冰糖末，再煮至粥熟，拣出甘草袋即可服食。每日 1 剂，分 2 次服用，连服7 ~ 10天。

🍵药茶汤偏方

山楂荷叶汤治更年期头胀、失眠、心悸、烦躁

山楂 20 克，荷叶 12 克，冰糖适量。将山楂洗净切片，荷叶洗净，冰糖捣碎。锅内加水适量，放入山楂、荷叶，武火烧沸，改用文火煎 15 分钟，去渣，调入冰糖末即成。每日 2 剂，连服 10 ~ 15 天。

龙眼核桃汤治更年期头晕心悸、失眠健忘

龙眼干 50 克，核桃仁 30 克，白糖适量。将龙眼干、核桃仁去杂洗净，一同放入锅内，加水煮 20 ~ 30 分钟，调入白糖即成。每日 1 剂，连服 7 ~ 10天。

 **外用偏方**

首乌五倍子敷脐治更年期潮热汗出、腰膝酸软

何首乌、五倍子、煅牡蛎各50克，醋适量。前3味研为细末，取适量药末，加入醋调成糊状，填入脐孔，用纱布敷盖，胶布固定。每日换药1次，10天为1个疗程。

五倍子郁金敷脐治更年期情绪易激动、潮热汗出

五倍子、郁金各50克，蜂蜜适量。前2味共研为细末，用蜂蜜调和成膏状，填入脐内，用纱布敷盖，胶布固定。每日换药1次，10天为1个疗程。

第七章

小儿疾病小偏方，宝宝健康妈妈更放心

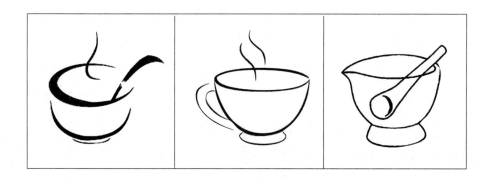

小儿感冒 风寒、风热分型治

小儿感冒是最常见的多发病之一，是由病毒或细菌等引起的鼻、咽部的急性炎症。因为小儿形气不足、卫外不固，最容易感受外邪，所以本病尤为常见。小儿感冒以发热、咳嗽、流涕为主要症状，最为突出的症状是发烧，而且常为高烧，严重的甚至会抽风。所以，虽然只是感冒，也要及时治疗。如果迁延不愈，则极可能会转为肺炎、支气管炎。中医学认为，风寒、风热是小儿感冒的主要病因。

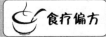

葱白粥治小儿风寒感冒

葱白、大米各50克，白糖30克，姜丝、米醋各适量。将葱白洗净切碎末，大米淘洗干净。锅内加水适量，放入大米煮粥，五成熟时加入葱白末、姜丝，再煮至粥熟，调入白糖、米醋即成。每日1剂，分2次服完，连服3~5天。

菊花豆豉粥治小儿风热感冒

白菊花6克，淡豆豉20克，大米50克，白糖30克。将白菊花用干净纱布包好，大米淘洗干净。锅内加水适量，放入菊花袋、淡豆豉、大米共煮粥，粥熟后拣出菊花袋，调入白糖即成。每日1~2次，连服5~7天。

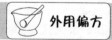

葱须菜根汤治小儿风寒感冒初起

葱须6克，香菜根15克，白菜根1个，红糖适量。将葱须、香菜根洗净，白菜根洗净切片。锅内加水适量，放入葱须、香菜根、白菜根片，武火烧沸，改用文火煮15分钟，去渣取汁，调入红糖即成。趁热温服，盖被取汗。每日1剂，连服3天。

葱白豆豉汤治小儿感冒初期鼻塞、头痛、不出汗

葱白3～4根，淡豆豉20克，白糖适量。将葱白洗净，切碎捣烂，淡豆豉捣烂。锅内加水适量，放入葱白、淡豆豉，武火烧沸，改用文火煮3～5分钟，调入白糖即成。趁热服下，盖被取汗。每日1剂，连服2～3天。

橄榄萝卜茶治小儿流行性感冒

鲜白萝卜250克，鲜橄榄30克。将白萝卜、橄榄分别洗净切碎，水煎取汁，代茶饮。每日1剂，连服5～7天。

外用偏方

绿豆蛋清饼外敷治小儿感冒高烧不退

绿豆粉100克，鸡蛋清适量。将绿豆粉用文火炒黄，候凉，加鸡蛋清调制成饼，敷于胸部。3～4岁的孩子每次敷30分钟，1岁以下孩子每次敷15分钟。每日1次，连敷2～3天可见效。

八味外洗治小儿暑湿感冒

金银花 30 克，滑石、荷叶各 20 克，藿香、菖蒲、白扁豆、薄荷各 15 克，竹叶 10 克。将各味药水煎 2 次，将药液混匀，候温，擦洗患儿全身。每日 2 次，每次 15～20 分钟，连洗 3～5 天。

小儿夏季热　绿豆海带粥清热效果好

夏季热是婴幼儿特有的一种发热性疾病，是由于小儿不能适应夏天炎热的气候所致。多发生于6个月至3岁的婴幼儿。临床表现为长期发热不退，一般在38℃~40℃之间，同时伴有口渴、多尿、少汗或无汗，还可能有轻微的咳嗽、咽部微红、大便溏薄、精神萎靡或烦躁不安、食欲减退等表现。本病的发病机制尚不明确，一般认为，可能与小儿的体温调节欠佳及汗腺功能不良有关。

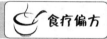 食疗偏方

绿豆海带粥治小儿夏季热

绿豆、海带各30克，粳米60克，橘皮1片，白糖适量。将绿豆洗净，用清水浸软；海带泡发，洗净切碎；粳米淘洗干净。锅内加水适量，放入绿豆、粳米、橘皮煮粥，五成熟时加入海带，再煮至粥熟，拣出橘皮，调入白糖即成。每日1剂，连服5~7天。

莲子绿豆粥治小儿夏季热之烦渴、腹泻

莲子15克，绿豆30克，粳米60克，白糖适量。按常法煮粥食用。每日1剂，连服7天。

山药莲子粥治小儿夏季热之不思饮食

山药30克，莲子15克，太子参10克，大米50克，白糖适量。将太子参水煎去渣，放入洗净的山药、莲子、大米煮为稀粥，加糖调食即可。

每日1剂，分2次服，连服5～7天。

黄瓜豆腐汤治小儿夏季热

黄瓜、豆腐各50克，精盐、味精、香油各适量。将黄瓜洗净切片，豆腐洗净切小块。锅内加水适量，放入黄瓜片、豆腐块，武火烧沸，再用文火煮5～7分钟，调入精盐、味精、香油即成。每日1～2剂，连服3～5天。

冬瓜薏苡仁汤治小儿夏季热之口干烦躁、小便短黄

冬瓜200克，薏苡仁40克，白糖适量。将冬瓜去皮，洗净切块；薏苡仁去杂洗净。锅内加水适量，放入薏苡仁，武火烧沸，改用文火煮15～20分钟，加入冬瓜块，再煮10～15分钟，调入白糖即成。每日1剂，分2～3次服完，连服3～5天。

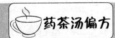

麦冬乌梅汤治小儿夏季热

去心麦冬、乌梅肉各15克，加水煎服。每日2剂，连服3～5天。

西瓜翠衣汤治小儿夏季热之烦渴、小便不利、头胀目昏

西瓜翠衣50克，金银花、菊花各10克，加水煎服。每日1剂，连服5～7天。

荷叶绿豆百合汤治小儿夏季热之头胀、腹泻、心烦口渴

鲜荷叶60克，绿豆50克，百合30克，白糖适量。荷叶洗净剪成长条，百合、绿豆去杂洗净。锅内加水适量，放入荷叶条、百合、绿豆，武火烧沸，改用文火煮至豆烂，拣出荷叶条，调入白糖即成。每日1剂，连服2～3天。

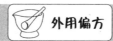 外用偏方

芦根生地水泡脚治小儿夏季热

芦根、生地黄各 50 克，西瓜皮 100 克。将芦根洗净，切段，生地黄择净，西瓜皮洗净切块，一同放入药罐，加入适量清水，浸泡 15 分钟后，置炉上武火煮沸，转文火煮 5 分钟后，将药液倒入浴盆中，待温后泡脚。每日 2 次，每次 15～20 分钟，1 剂可用 1 天，连泡 7～10 天。

二香佩兰水泡脚治小儿夏季热

香薷、藿香、佩兰、荆芥、苏叶、蒲公英、金银花、车前草各 30 克。将上药浸泡 15 分钟，水煎取汁，倒入盆中，待温后泡脚。每日 2 次，每次 15～20 分钟，1 剂可用 1 天，7 天为 1 个疗程。

小儿咳嗽　不同病因分别治

咳嗽是小儿常见症状之一。小儿腠理不密，容易感冒，外邪犯肺，因而在冬春气候多变的季节，最容易引发此病。

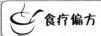

葱梨汤治小儿风热咳嗽

葱白 5 个，梨 1 个，白糖适量。将葱白洗净，切碎末；梨洗净去皮、核，切成块。锅内加水适量，放入梨块、葱末，武火烧沸，加入白糖，再稍煮即成。每日 1 剂，分 2~3 次服下，连服 3~5 天。

苋菜汤治小儿痰热咳嗽

苋菜 150 克，白糖 50 克。将苋菜洗净切碎，放入锅内，加水煮沸 3~5 分钟，调入白糖即成。每日 1 剂，分 2 次服完，连服 3~5 天。

豆浆冲鸭蛋治小儿肺阴虚咳嗽

鸭蛋 1 个，豆浆 1 碗，冰糖适量。将豆浆煮沸，打入鸭蛋搅匀，加入冰糖，再煮数沸即成。每日 1 剂，连服 3~5 天。

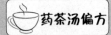

生姜葱白汤治小儿风寒咳嗽

生姜 6 克，葱白 30 克，红糖适量。将生姜洗净切丝，葱白洗净切末。

锅内加水适量，放入姜丝、葱末，武火烧沸，改用文火煎 10 分钟，调入红糖即成。每日 1 剂，连服 3 ~ 5 天。

橘皮水治小儿痰湿咳嗽

鲜橘皮 30 克，蜂蜜适量。将橘皮洗净切丝，放入锅内，加水煮沸 15 分钟，去渣取汁，调入蜂蜜即成。每日早、晚各 1 剂，连服 7 天。

山楂桔梗汤治小儿食积咳嗽

焦山楂、桔梗、炙枇杷叶、连翘、炒莱菔子、枳实各 9 克，全瓜蒌 12 克。水煎服。每日 1 剂，分 3 ~ 5 次服，连服 3 ~ 5 天。3 岁以下小儿药量酌减。

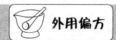

外用偏方

麻黄甘草汤泡脚治肺热咳嗽

麻黄、杏仁、甘草各 5 克，牛蒡子 15 克，石膏 30 克。水煎取汁，倒入盆中，待温后泡脚。每日 2 ~ 3 次，每次 15 ~ 30 分钟，1 剂可用 1 天，连泡 3 ~ 5 天。

石膏敷足治肺热咳嗽

石膏 6 克，枳实 10 克，瓜蒌 12 克，明矾、冰片各 3 克。将上药分别研成细末，混合均匀，加凡士林调为糊状，外敷足底涌泉穴（足前部凹陷处第 2、3 趾趾缝纹头端与足跟连线的前 1/3 处）。每日换药 1 次，连敷 5 ~ 7 天。

百日咳　首选核桃仁梨汤

百日咳是一种由百日咳杆菌引起的小儿急性呼吸道传染病，主要由飞沫传染。一年四季均可发生，以冬末春初多见。任何年龄的儿童都可能患本病，尤以1~6岁更为多见。百日咳的临床症状以咳嗽逐渐加重，继而有阵发性痉挛性咳嗽，咳完有特殊的鸡鸣样吸气性回声为主要特征，病程可拖延2~3个月以上。

中医学认为，百日咳可分为三期：初咳期、痉咳期、恢复期。初咳期咳嗽初起似外感风寒，逐渐加剧，日轻夜重，鼻塞流涕，痰白而稀，舌苔薄白、脉浮有力，宜宣肺化痰；痉咳期咳嗽频频阵发，咳时泪涕俱出、面红耳赤，咳后有深长的鸡鸣样吸气声，痰液黏稠，舌苔微黄、脉数有力，宜清热化痰；恢复期咳减痰少或干咳无痰，气短乏力，潮热易汗，舌红、脉细数，宜润肺清热。

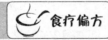

食疗偏方

核桃仁梨糖汤治百日咳初咳期及痉咳期

核桃仁、冰糖各30克，梨1个。将梨洗净，去皮、核，与核桃仁、冰糖共捣烂，一同放入锅内，加水煮沸15分钟即成。每日1剂，分3次服完，连服7~10天。

罗汉果柿饼汤治百日咳恢复期

罗汉果1个，柿饼2个，冰糖少许。将罗汉果去皮，洗净切碎；柿饼去蒂切碎；冰糖捣碎。锅内加水适量，放入罗汉果、柿饼，武火烧沸，改用文火煮 15 分钟，调入冰糖末，再稍煮即成。每日 1 剂，分 2 ~ 3 次服完，连服 7 ~ 10 天。

麻黄梨治百日咳初咳期及痉咳期

麻黄 35 克，梨 1 个。将麻黄制为粗末；梨洗净，去皮剖开，切一小盖，挖去梨核。将麻黄末装入梨中，盖上梨盖，合严，用竹签插牢，放入碗内，上笼蒸熟，去麻黄，吃梨喝汁。每日 2 剂，连服 3 ~ 5 天。

梨蒸川贝治百日咳痉咳期

川贝母 3 克，梨 1 个。将梨洗净，去皮、核，放入川贝母，上笼蒸熟，去川贝，吃梨。每日 1 剂，连服 5 ~ 7 天。

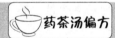

萝卜籽汤治百日咳痉咳期

萝卜籽 15 克，去杂洗净，加水煮沸 20 分钟，去渣取汁，调入白糖即成。每日 1 剂，连服 7 ~ 10 天。

川贝杏仁汤治百日咳初咳期

川贝母 6 克，杏仁 3 克，蜂蜜适量。将川贝母、杏仁水煎取汁，调入蜂蜜即成。每日 1 剂，分 2 次服，连服 7 ~ 10 天。

罗汉果茶治百日咳痉咳期

罗汉果 1 个，洗净切碎，放入杯中开水冲泡，代茶饮。每日 1 剂，连服 5 ~ 7 天。

枇杷叶桃仁茶治百日咳痉咳期

枇杷叶 10 克，桃仁 5 个。将枇杷叶去毛洗净，与桃仁共置锅内，水煎取汁，代茶饮。每日1剂，连服5~7天。

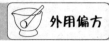 **外用偏方**

冰硼散敷足治百日咳各阶段

冰硼散1~2克，百部、黄连、连翘各6克。将各味分别研为细末，混匀，2岁以下小儿用1.5克，3岁以上用3克，用适量鸡胆汁、米醋调为糊状，每晚睡前敷于双手心、双足心，外盖纱布，胶布固定，次日晨起取下。每晚1次，10天为1个疗程。

蛇胆川贝散治百日咳各阶段

蛇胆川贝散1~2支，米醋适量，调匀如糊状，敷于双手心及肚脐处，外盖纱布，胶布固定。每日换药1次，连用5~7天。

水痘　金银花清热解毒能治疗

水痘也是小儿常见的传染病之一，是由水痘-带状疱疹病毒感染所致。临床表现以皮肤丘疹、疱疹、结痂三种皮损同时存在为主要特征。本病多见于10岁以下的小儿，以冬春季多见，传染性较强。不过一旦感染，可获终身免疫。中医学认为，水痘由湿毒内蕴伤脾、外感风热犯肺造所致。根据发生发展的阶段不同，水痘可分为初起期、中期、恢复期。

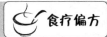

食疗偏方

金银花薏苡仁粥治水痘初期

金银花15克，薏苡仁30克。将薏苡仁洗净煮粥，金银花水煎取汁，兑入将熟的薏苡仁粥内，再煮至粥熟即可。每日2剂，连服3~5天。

白果薏苡仁粥治水痘中期

白果仁12个，薏苡仁30克，白糖适量。按常法煮粥服食。每日1剂，连服3~5天。

百合赤豆粥治水痘恢复期

赤小豆60克，百合10克，杏仁6克。按常法煮粥食用。每日1剂，连服3~5天。

金银花粥治水痘发热

金银花、蒲公英、板蓝根各30克，甘草3克，粳米50克，冰糖适量。

将前4味水煎去渣，再与粳米一同煮为稀粥，调入冰糖即成。每日1剂，分2~3次服，连服3~5天。

鲫鱼竹笋汤治小儿水痘伴发热、流涕、咳嗽

鲫鱼300克，鲜竹笋60克，姜片、葱段、料酒、精盐、味精、香油、香菜末各适量。将鲫鱼剖杀，处理干净，切成3~4段；将竹笋洗净切片。锅内加水适量，放入鲫鱼、竹笋、姜片、葱段、料酒，武火烧沸，改用文火炖30~40分钟，撇去浮沫，调入精盐、味精、香油，撒上香菜末即成。每日1剂，连服5~7天。

菊花绿豆汤预防水痘

绿豆50克，野菊花15克，白糖适量。将绿豆洗净，野菊花水煎去渣，与绿豆一同煮粥，加白糖服食。每日1剂，分1~2次服用，连服5~7天。

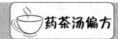

药茶汤偏方

金银花甘草茶治水痘初期

金银花40克，甘草6克，放入保温杯中，冲入沸水，焖30分钟，代茶饮。每日1剂，分2次冲服，连服3~5天。

芦根野菊茶治水痘初期

芦根60克，野菊花10克。将芦根制为粗末，与野菊花一同放入茶壶中，冲入沸水，代茶饮。每日2剂，连服3~5天。

桑菊茶预防水痘

桑叶、枇杷叶各5克，菊花10克，用纱布包好，放入杯中，冲入沸水，代茶饮。每日1剂，水痘流行期间不间断服用。

荸荠紫草根汤治水痘中期

荸荠 6 个，紫草根 5 克，白糖适量。将荸荠洗净，去皮切片，与紫草根共置锅内，水煎取汁，调入白糖饮服。每日 1 剂，连服 3 ~ 5 天。

荷叶汤治水痘轻热、鼻塞流涕

鲜荷叶 1 张，洗净剪碎，放入锅内，加水煎沸 15 ~ 20 分钟，去渣，加入冰糖适量，煎至溶化即成。每日 1 剂，分 2 次服下，连服 3 ~ 5 天。

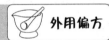 外用偏方

蛇药片外涂治水痘初期及中期

蛇药片 5 ~ 10 粒，研为细末，用米醋适量调为稀糊状，外涂患处。每日 3 ~ 5 次，连涂 3 ~ 5 天。

青黛胶囊外涂治水痘初期及中期

青黛胶囊适量，去掉胶囊衣，研细，加麻油适量调为稀糊状，用棉签蘸药糊外搽患处。每日 3 ~ 5 次，连涂 2 ~ 3 天。

小儿厌食症　橘皮山楂茶效果好

小儿厌食症是以长期食欲减退或食欲缺乏为主要症状的一种儿科常见病。患病儿童常不思饮食，食量较同龄正常儿童明显偏少，甚至对进食表示厌恶。同时，患病儿童可能伴有恶心嗳气、被迫进食后脘腹作胀，甚至呕吐、大便溏薄、面色无华、形体偏瘦。中医学认为，引起厌食的直接原因是脾胃功能失调，而引起脾胃功能失调的常见原因有积滞、脾湿、先天不足、脾胃虚弱等。

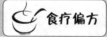

食疗偏方

胡萝卜大枣汤治脾胃虚弱型小儿厌食症

胡萝卜 150 克，大枣 12 个，白糖适量。将胡萝卜洗净切小块，大枣洗净去核。锅内加水适量，放入大枣，武火烧沸，文火煮 10 分钟，加入胡萝卜块，再煮沸 5~7 分钟，调入白糖即成。每日 1 剂，连服 20~30 天。

菠萝汤治小儿病后不思饮食

菠萝肉 250 克，白糖适量。将菠萝肉放入淡盐水中浸泡 10 分钟，然后切成小块，加水煮汤，调入白糖即成。每日 1 剂，连服 5~7 天。

雪梨山楂粥治滞热内生型小儿厌食症

雪梨 2 个，山楂 6 个，粳米 50 克。将雪梨洗净，去皮、核，切块；山楂洗净，去核切块；粳米淘洗干净。锅内加水适量，加入粳米煮粥，待粥八成熟时加入雪梨块、山楂块，再煮至粥熟即成。每日 1 剂，分 2 次服，连服 5 ~ 7 天。

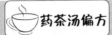

橘皮山楂茶治小儿厌食症

橘皮 15 克，焦山楂、莱菔子各 10 克，共制粗末，放入杯中，用沸水冲泡，代茶饮。每日 1 剂，连服 5 ~ 7 天。2 岁以下小儿用量减半。

山楂麦芽汤治小儿厌食症之食积腹胀、消化不良

山楂、麦芽各 15 克，香附 6 克，水煎服。每日 1 剂，分 2 次服用，连服 7 ~ 10 天。2 岁以下小儿用量减半。

黄芪白术敷脐治小儿厌食症

黄芪、炒白术、焦山楂、炒六神曲、炒鸡内金、芒硝各 10 克，陈皮、广木香、砂仁各 6 克。上药共研为细末，放入布袋中，置于肚脐处，用纱布适当固定，隔日换药 1 次，每周敷 2 ~ 3 次，1 个月为 1 个疗程。

揉板门治小儿厌食症

板门穴的位于小儿手掌大鱼际平面，不是一个点，而是一个椭圆形的面状，小儿厌食时，家长可以用大拇指指端在小儿的大鱼际平面的中点做顺时针的按揉，按揉 3 ~ 5 分钟。每日 2 ~ 3 次，连按 1 个月为 1 个疗程。严重的积食可以用指甲掐，揉 3 次掐 1 次。

小儿疳积 导滞消积用山楂

疳积是中医学的病症,是积滞和疳证的合称。积滞又称为食滞、停食,是因为饮食失节、停滞不化,导致脾胃运化失常;疳证则是因为积滞久了,导致正气耗伤。所以,积滞是早期,是疳证的前奏,是实证;疳证是后期,是积滞的结果,多为虚证。中医学认为,小儿脏腑娇嫩,脾胃功能较弱,再加上不知饥饱、饮食不节,尤其是过食生冷、油腻和甜食等,很容易导致食滞中焦。

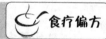 食疗偏方

山楂粥治小儿食积、疳积

山楂60克,大米50克,蜂蜜30克。将山楂洗净,去核切片;大米淘洗干净。锅内加水适量,放入大米煮粥,六成熟时加入山楂片,再煮至粥熟,调入蜂蜜即成。每日1~2次,连服5~7天。

大枣小米粥治小儿疳积

大枣15个,小米50克,按常法煮粥食用。每日1剂,连服10~15天。

莲子粥治小儿疳证

莲子20~30克,粳米50克,白糖适量。将莲子去皮、心,与粳米一起,按常法煮粥食用。每日1剂,连服5~7天。

椰肉糯米粥治小儿疳积之腹胀腹泻、消瘦

椰子肉、鸡肉、糯米各100克。将椰子肉洗净切小块,鸡肉洗净切片,

糯米淘洗干净。锅内加水适量，放入糯米、鸡片煮粥，将熟时加入椰肉块，再煮数沸即成。每日1剂，连服5~7天。

山楂鸡蛋羹治小儿疳积之食积纳呆、不思饮食

山楂18克，怀山药、麦芽、葛根粉各15克，鸡蛋2个，精盐适量。将鸡蛋打入碗内，加葛根粉及清水适量，搅打均匀；将山楂、怀山药、麦芽洗净，放入锅内，加水煎沸20分钟，去渣，调入鸡蛋液，再煮数沸，加盐调味即成。每日1剂，连服5~7天。

山楂核桃羹治小儿积滞

山楂3个，核桃仁1个，冰糖适量。将山楂洗净，去核切碎，将核桃仁、冰糖捣碎，共置于锅内，加水煮沸3分钟即可。每日1剂，连服5~7天。

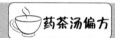

药茶汤偏方

荷叶橘皮汤治小儿疳积

荷叶30克，生麦芽15克，橘皮10克，炒山楂5克，白糖适量。锅内加水适量，放入荷叶、生麦芽、橘皮、炒山楂，武火烧沸，改用文火煎20~30分钟，去渣取汁，调入白糖即成。每日1剂，分2次服下，连服5~7天。

扁豆山药汤治小儿疳积之腹胀、营养不良

扁豆15克，山药12克，山楂10克，白糖适量。将扁豆、山药、山楂洗净，一同放入锅内，加水适量，武火烧沸，改用文火煮30~40分钟，调入白糖即成。每日1~2剂，连服15~20天。

大枣高粱散治小儿疳积之消化不良、腹泻

红高粱150克，大枣30个。将红高粱炒黄，大枣去核炒焦，共研细

末，混匀。2 岁小儿每次 10 克，3 ~ 5 岁小儿每次 15 克，每日 2 次，以温开水送服，连服 5 ~ 7 天。

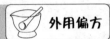 **外用偏方**

莱菔子敷脐治小儿疳积

莱菔子适量，研末，用水调成糊状，敷于脐部，用纱布覆盖，胶条固定。每日换药 1 次，7 天为 1 个疗程。

掐揉四横缝治小儿疳积

用大拇指指尖掐揉小儿除拇指外其余四指的第二指节横缝处，从食指到小指依次掐揉，力度以小儿能忍受为度，掐揉 5 分钟。每日 2 ~ 3 次，10 天为 1 个疗程。家长掐揉的时候注意剪掉指甲，以防伤到孩子。

小儿腹泻 不同病因分别治

小儿腹泻是以大便频数，粪便稀薄或墨水样、蛋花汤，并伴有未消化的乳食及黏液为主要症状的一种常见病。多发于夏秋季节，以 2 岁以下小儿多见，如未及时治疗，常会引起小儿体内水及电解质紊乱，影响小儿的生长发育。中医学认为，本病属于"泄泻"的范畴，多由内伤乳食、感受外邪、脾胃虚弱及脾肾阳虚。

食疗偏方

胡萝卜山药粥治小儿腹泻、消化不良

胡萝卜、糯米各 100 克，山药、白糖各 60 克。将胡萝卜洗净切小块；山药洗净，去皮切小块；糯米淘洗干净。锅内加水适量，放入糯米煮粥，五成熟时加入胡萝卜块、山药块，再煮至粥熟，调入白糖即成。每日 1 剂，分 2 次服，连服 3 ~ 5 天。

茯苓大枣粥治小儿脾虚久泻

茯苓粉 30 克，大枣 5 个，粳米 60 克，白糖适量。将大枣、粳米洗净，共置锅内，加水煮粥，粥将熟时放入茯苓粉，再煮数沸，调入白糖即成。每日 1 剂，分 2 ~ 3 次服，连服 3 ~ 5 天。

山药莲肉糊治小儿肠胃功能紊乱之腹泻

山药、莲肉、大米各 20 克，麦芽、茯苓各 10 克，白糖适量。将前 5 味制为细末，加水煮为糊状，加糖调服。每日 1 剂，分 2 次服，连服 5 天。

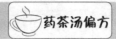 **药茶汤偏方**

山楂山药汤治小儿脾胃虚弱之腹泻

炒山楂25克，山药15克，红糖适量。按常法煮汤服食。每日1剂，分2次服，连服3~5天。

山楂乌梅汤治小儿过食油腻之腹泻

山楂30克，乌梅9个，白糖适量，加水煎服。每日1剂，分2次服，连服3~5天。

山楂石榴皮汤治小儿暑季湿热之腹泻

山楂5个，石榴皮6克，白糖适量。将山楂、石榴皮水洗净，煎取汁，调入白糖即成。每日1剂，分2~3次服，连服3天。

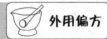 **外用偏方**

白扁豆泡脚治小儿湿热之腹泻

白扁豆100克，车前草150克，葛根50克，加水煎汤，趁温泡洗小儿足部。每日1次，每次20分钟以上，连泡5~7天。

绿豆蛋清饼治小儿暑热腹泻

绿豆粉9克，鸡蛋清1个，调匀为饼，贴在小儿的脚心，用纱布覆盖，胶布固定。每日换药1次，连用3~5天。

小儿夜啼　甘麦大枣汤治夜啼有疗效

夜啼常见于6个月以下的乳婴儿，表现为入夜啼哭，或每夜定时啼哭，时长不定，有时甚至会通宵达旦。但应与婴儿因饥饿或尿布潮湿以及伤乳、发热或因其他不适而突然发生的夜啼加以鉴别。中医学认为，本病是由脾寒、心热、惊恐所致。

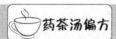

食疗偏方

酸枣仁粳米粥治小儿惊恐之夜啼

酸枣仁25克，粳米100克。将酸枣仁水煎去渣，加入洗净的粳米煮粥服食。每日1剂，分早、晚2次服用，连服7~10天。

葱白汤治小儿脾寒之夜啼

连须葱白30~50克，红糖适量。将葱白洗净切段，放入锅内，加水煮沸10分钟，去渣，调入红糖即成。每日1剂，连服7~10天。

药茶汤偏方

甘麦大枣汤治小儿夜啼

淮小麦15克，大枣6克，炙甘草、蝉蜕各3克。加水煎汁，代茶饮。每日1剂，连服5~7天。

山楂生地汤治小儿心热之夜啼

焦山楂、生地黄、菊花、连翘各 9 克，竹叶 6 克，枳实 3 克，加水煎服。每日 1 剂，分 2 次服，连服 5~7 天。2 岁以下小儿药量酌减。

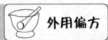

外用偏方

茱萸栀子敷足治小儿心热之夜啼

吴茱萸、栀子各 10 克，鸡蛋 1 个。吴茱萸、栀子共研细末，加蛋清调制成 2 个药饼，晚上睡前敷于小儿双足涌泉穴（足前部凹陷处第 2、3 趾趾缝纹头端与足跟连线的前 1/3 处），以胶布固定，第 2 天早晨取下。每晚 1 剂，5 天为 1 个疗程。

干姜小茴香热熨治小儿脾寒之夜啼

干姜、小茴香各等份，研粗末，放锅内炒热，用纱布包裹，趁热熨敷小儿腹部，1 剂可反复使用 3~4 次。每日 1 次，每次 10 分钟以上，连用 5 天。注意温度不要太高，防止烫伤。

参考文献

［1］蒋建栋．粥疗偏方．北京：中国时代经济出版社，2005.5

［2］蒋建栋．汤疗偏方．北京：中国时代经济出版社，2005.5

［3］刘玥．小偏方治大病：健骨强身人长寿．贵阳：贵州科技出版社，2014.6

［4］孙鑫．小偏方治大病：巧医妇科常见病．贵阳：贵州科技出版社，2014.6

［5］刘婧瑶，郭颖．外婆传下来的小偏方 宝宝小病一扫光．北京：中国医药科技出版社，2015.9

［6］徐蕾．超简单有效的小偏方 办公室小病一扫光．北京：中国医药科技出版社，2015.10